口腔临床操作技术丛书第二辑

口腔种植临床操作图解

ATLAS OF ORAL IMPLANT CLINICS

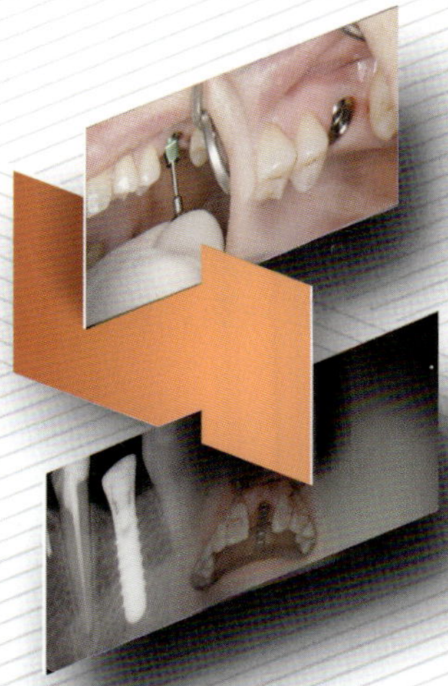

主 编 谷志远

编 者（以姓氏拼音为序）

范 翌 浙江大学口腔医学院

谷志远 浙江中医药大学口腔医学院

娰蜜思 浙江大学口腔医学院

孙 平 浙江大学口腔医学院

王利民 解放军117医院

张李明 杭州红石口腔门诊部

朱赴东 浙江大学口腔医学院

人民卫生出版社

图书在版编目（CIP）数据

口腔种植临床操作图解／谷志远主编．—北京：人民卫生出版社，2010．7
（口腔临床操作技术丛书）
ISBN 978-7-117-12983-1

Ⅰ．①口…　Ⅱ．①谷…　Ⅲ．①口腔种植学—图解　Ⅳ．①R783.6-64

中国版本图书馆CIP数据核字（2010）第085187号

门户网：www. pmph. com　出版物查询、网上书店
卫人网：www. ipmph. com　护士、医师、药师、中医师、卫生资格考试培训

口腔种植临床操作图解

主　　编：谷志远
出版发行：人民卫生出版社（中继线 010－59780011）
地　　址：北京市朝阳区潘家园南里 19 号
邮　　编：100021
E - mail：pmph @ pmph.com
购书热线：010-59787592　010-59787584　010-65264830
印　　刷：中农印务有限公司
经　　销：新华书店
开　　本：787×1092　1/16　**印张：**5
字　　数：122 千字
版　　次：2010年7月第1版　2025 年 8 月第 1 版第 16 次印刷
标准书号：ISBN 978－7－117－12983－1/R・12984
定　　价：36.00元

打击盗版举报电话：010－59787491　E-mail：WQ @ pmph.com
（凡属印装质量问题请与本社市场营销中心联系退换）

前　言

口腔种植学是口腔医学中最引人注目的新兴学科。种植修复的功能恢复及美学效果与传统口腔修复方法相比有着无可比拟的优势。在发达国家，种植修复已成为牙列缺损和牙列缺失的常规修复方法。近年来，口腔种植学在国内飞速发展，但是基层医院开展此类手术时，术前各种准备经常不到位，临床医师操作有时也不规范，为口腔种植的失败和医疗纠纷留下隐患。为此，我们编写了这本关于口腔种植临床操作图解，以期通过简明直观、图文结合的方式，使初学者能按要求进行规范诊治，提高医疗质量。

概括地说本书具有三个特点。一是图文结合，以图片为主，介绍口腔种植常规操作的方方面面。二是简明扼要，作为口腔种植技术初学者的临床参考书，文字简明，要点清晰。三是注重实用，全书没有冗长的理论，除重视临床实际应用外，还对初学者容易出现的问题做了重点提示。

作为临床操作指导性手册，本书的主要内容包括口腔种植诊疗室的要求、常用的器械和工具、治疗计划和术前准备、各种口腔种植手术技术、种植修复技术常规步骤和注意要点、口腔种植手术常见失误和并发症处理以及口腔种植牙的护理等。本书是适用于口腔种植的初学者和其他学科医务工作者继续教育的参考书。相信读者看了本书后，一定会有收获。

在今天，医学远未到达完美科学的境界，口腔种植学也方兴未艾，有待完善的地方很多，加上我们的水平和经验有限，书中疏漏错误之处在所难免，敬请同道和读者包涵指正。在出版之际，作者也对配合照片拍摄的患者、医务人员致以衷心的感谢。

编　者

2010年1月

目　录

第一章

口腔种植手术室和手术常用工具

一、种植手术室的要求

1. 室内可以消毒、通风，能达到Ⅲ级一般洁净手术室以上标准；

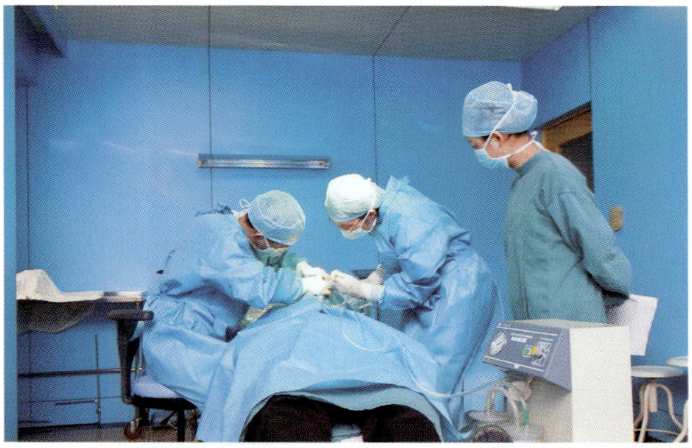

图 1-1　种植手术室

2. 手术室要有足够的空间，以便于术者及助手进行手术操作和摆放手术时需要的各种器械及设备；

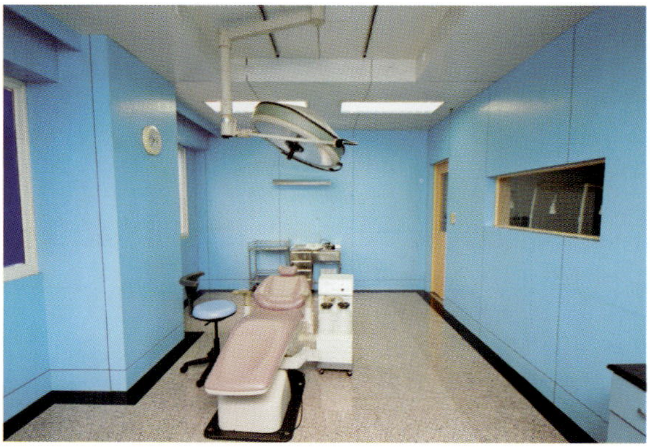

图 1-2　种植手术室的空间

3. 手术床应可以调节，能使患者处于舒适的半卧位，也可以用牙科治疗椅代替；

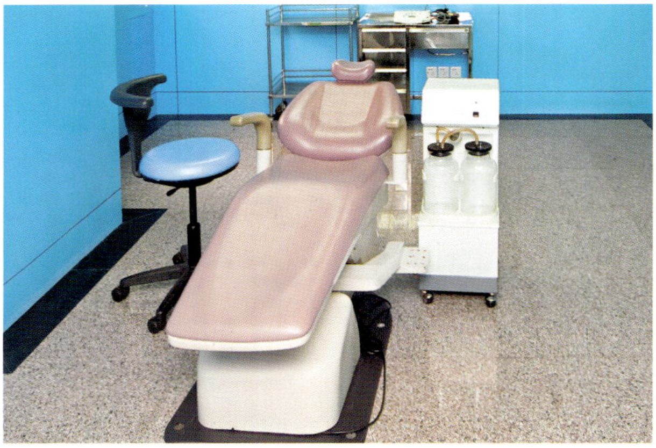

图 1-3　种植手术床

可用牙科治疗椅，能使患者在术中处于半卧位

4. 种植手术的光源，最好是手术无影灯，也可以直接利用牙科治疗台的光源；

5. 种植手术要有良好的吸唾装置，一般用外置手术负压吸引器，或者牙科治疗椅的强力吸唾器。

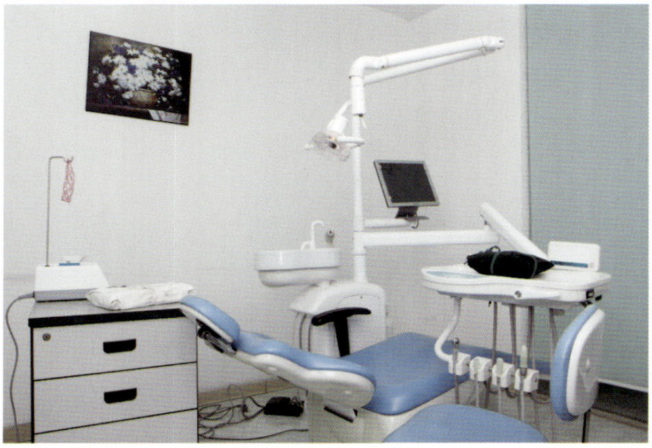

图 1-4　牙科治疗台上的灯光作为光源

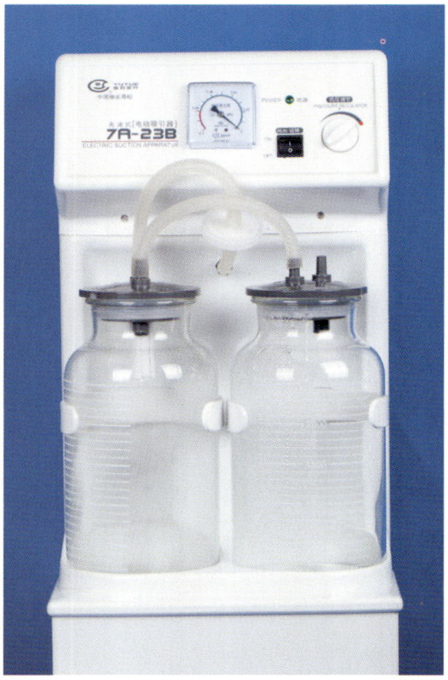

图 1-5　外置吸引器

二、常用的器械

1. 常规手术器械（图 1-6）

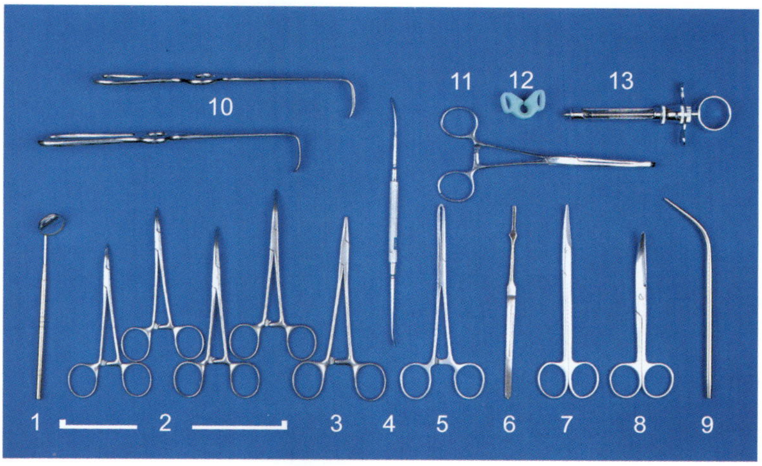

图 1-6 常规手术器械

1. 口镜 2. 血管钳 3. 持针器 4. 骨膜剥离器 5. 布巾钳 6. 刀柄 7. 组织剪
8. 线剪 9. 吸引器 10. 拉钩 11. 卵圆钳 12. 开口器 13. 加压注射器

2. 种植外科动力系统，即种植机，目前国内各种种植机很多，一般都能满足临床需要。

（1）种植机主机和蠕动泵；

（2）马达和手机：常用手机减速比为 16 ： 1 和 32 ： 1。

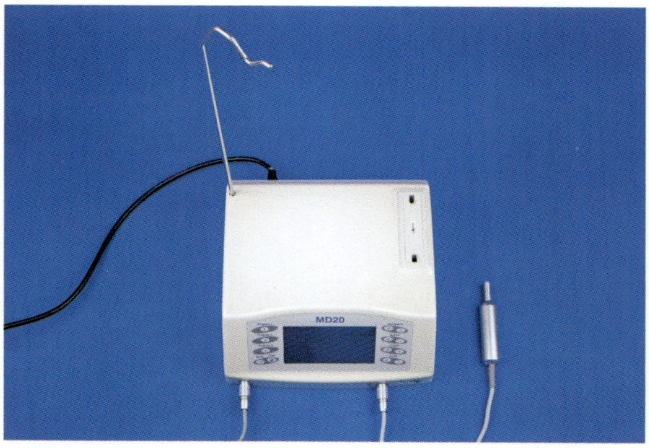

图 1-7 种植机主机和蠕动泵

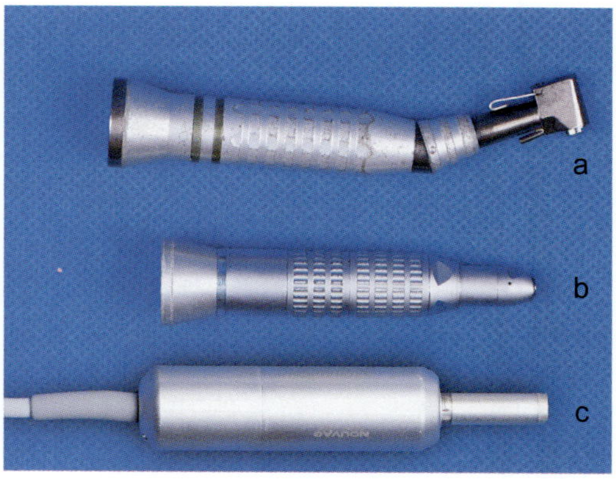

图 1-8 种植手机和马达

a. 种植用弯手机 b. 种植用直手机 c. 马达

3. 种植专用工具 各种植系统都有自己专用的工具，但大同小异（图 1-9）。工具要插在专用工具盒的指定位置（图 1-10），不要插错，以免手术时拿错。

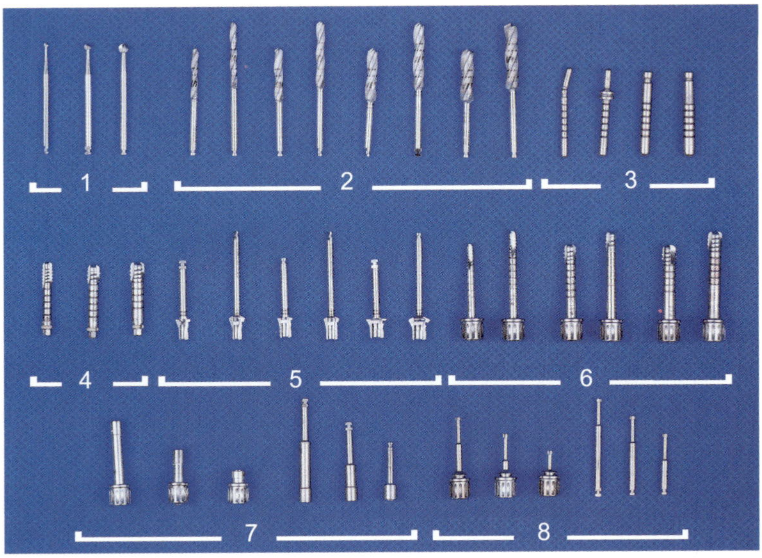

图 1-9　种植专用工具

1. 定位球钻　2. 先锋钻及扩孔钻　3. 指示杆　4. 机用螺纹成形钻　5. 肩台成形钻　6. 手用螺纹成形钻　7. 种植体携带器（机用和手用）8. 螺丝起子（机用和手用）

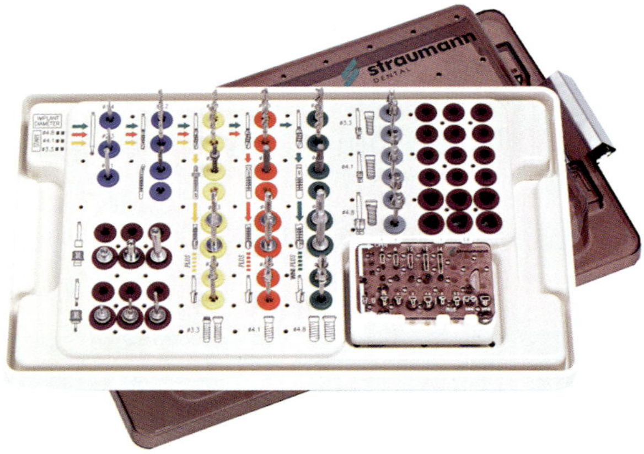

图 1-10　种植专用工具盒

4. 特殊手术器械，除了专用工具外，种植手术还常常需要一些特殊手术器械，满足各种复杂手术之用，比如：

（1）超声骨刀：超声骨刀（图 1-11），在种植科应用现已很广泛，它具有局部产热低，骨组织不易发生坏死，软组织损伤非常轻微等优点。可用于上颌窦底提升术，骨劈开术，取骨术等。用于种植手术的超声骨刀工作头有各种型号，一般可分为切割和非切割工作头（图 1-12）。

（2）骨挤压器（图 1-13）。骨挤压指的是通过器械逐级扩孔，可以解决术区骨密度较低或骨量不足的情况，骨挤压器工作端顶部圆钝，不会加深种植窝，骨挤压时要逐级扩大，每级器械直径差大约为 0.5mm。

（3）上颌窦内提升骨凿，用于经牙槽嵴顶的上颌窦底提升术，其工作端顶部锋利或圆钝，一般常用顶部锋利的内提升骨凿（图 1-14）。

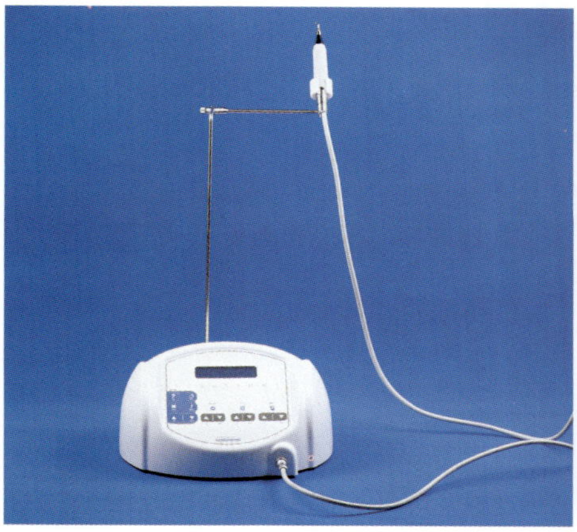

图 1-11　超声骨刀

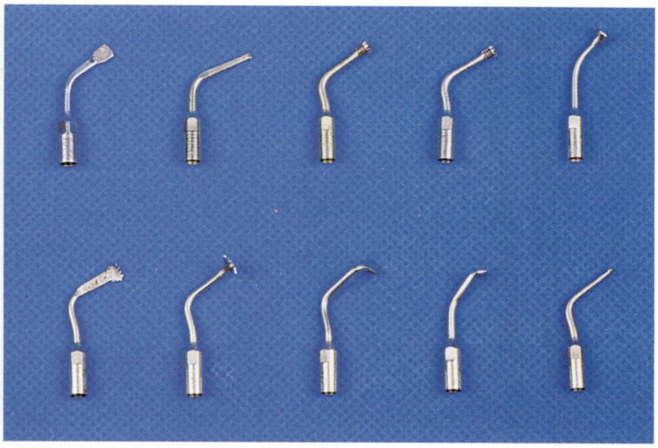

图 1-12　超声骨刀工作头

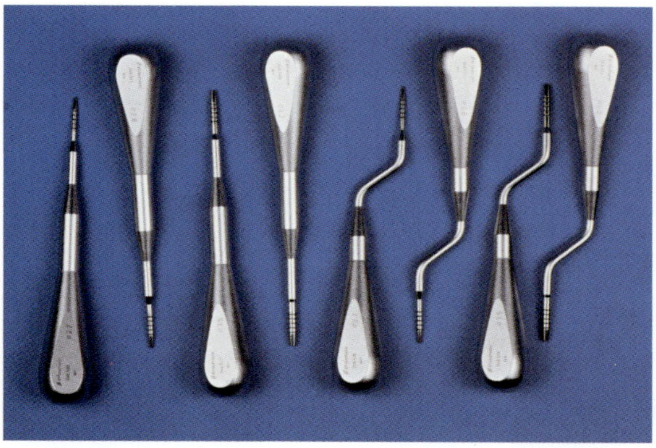

图 1-13　骨挤压器械

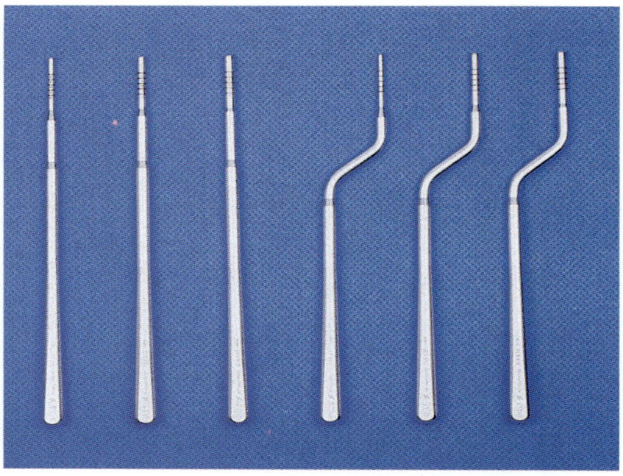

图 1-14　上颌窦内提升骨凿

5. 手术耗材

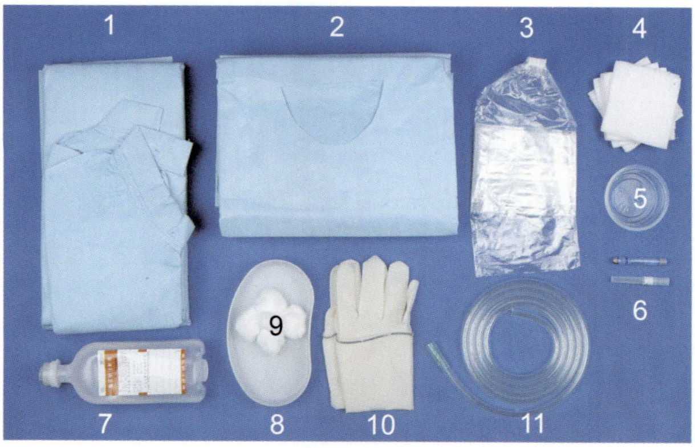

图 1-15　手术耗材

1. 手术衣　2. 孔巾　3. 无菌管套　4. 纱布　5. 水盆　6. 麻醉药及针头　7. 生理盐水　8. 弯盘　9. 棉花　10. 手套　11. 吸引器连接管

第二章

口腔种植器械的消毒与维护

口腔种植手术器械的彻底清洗、严格灭菌和合理维护是种植手术成功的前提条件，同时也是保持手术器械使用性能的基本要求，因此务必做好。

一、种植手机的清洗、养护、灭菌

（一）种植手机的清洗可以用手工清洗，但最好使用专用机器清洗

1. 手工清洗　术后卸下种植手机，用软毛刷在酶液中刷洗外部，流水冲洗干净（图 2-1）。

2. 机器清洗　术后卸下种植手机，放入全自动手机消毒清洗机清洗（图 2-2）。

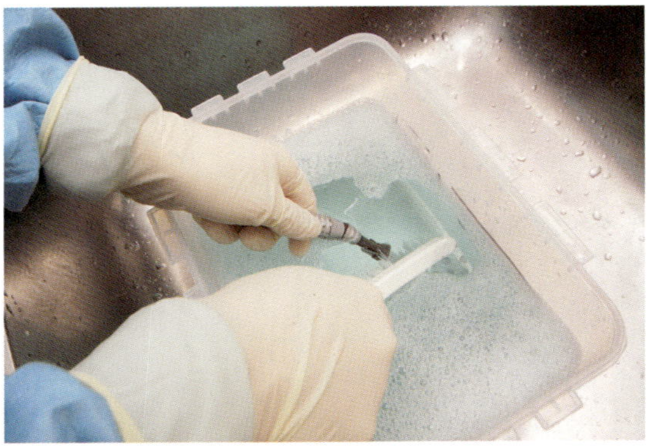

图 2-1　手工清洗种植手机

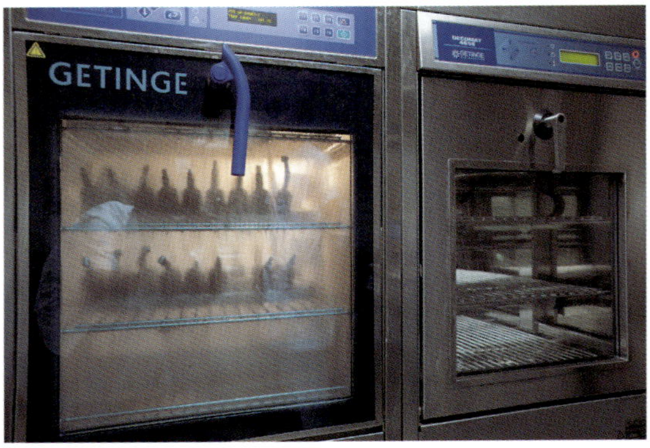

图 2-2　机器清洗种植手机

（二）种植手机的养护

1. 手工注油　手机注油养护前必须用气枪吹干内腔管路（图 2-3），这样可在注油时使轴承得到充分润滑，降低轴承的损坏。

使用手机厂家推荐的养护油喷注 5 秒以上（图 2-4）。连接手机与马达，低转速转动

马达 10 秒，再将转速调到最高后运转约 30 秒，擦去多余的养护油（图 2-5）。

2. 自动机器注油　将手机插入注油机接口，关闭防护门，按动开关（图 2-6）。

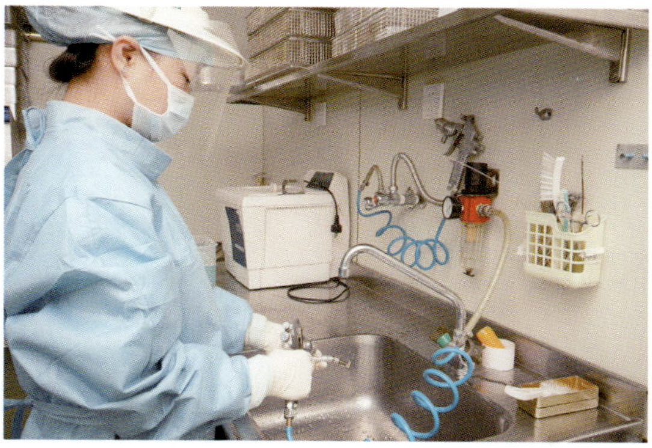

图 2-3　用气枪吹干手机内腔管路

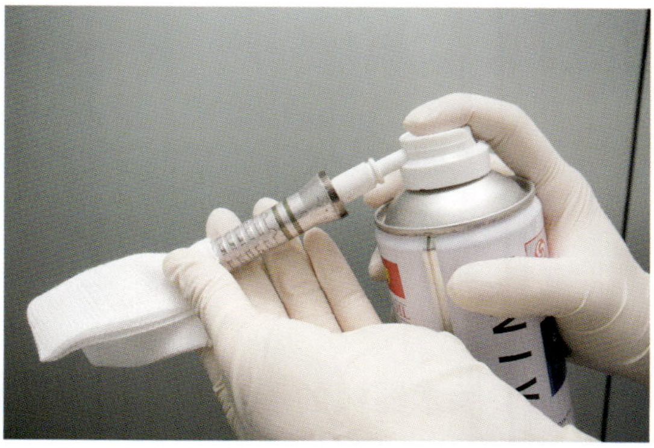

图 2-4　用专用养护油给手机注油

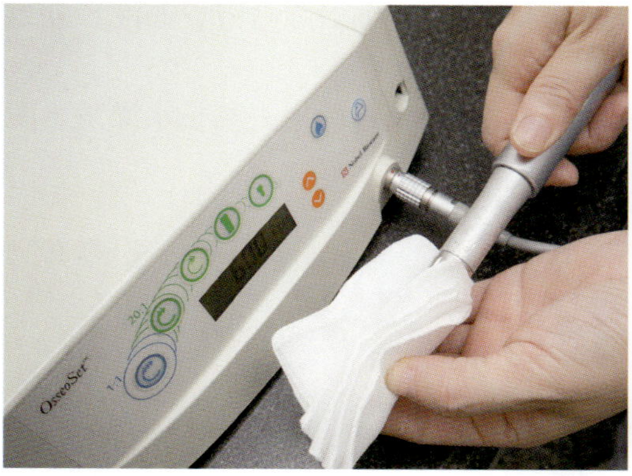

图 2-5　去除多余的手机养护油

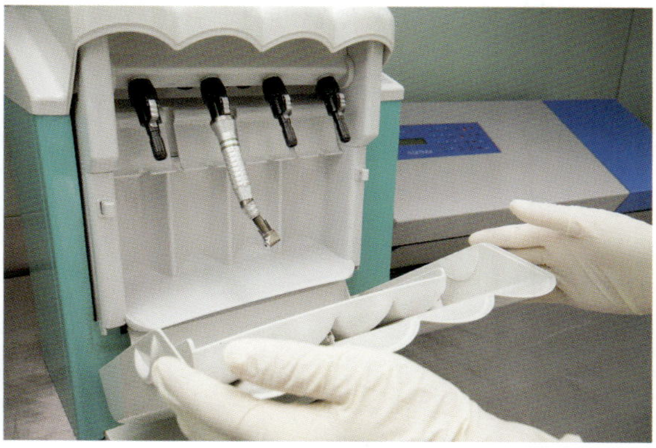

图 2-6　用自动注油机给手机注油

（三）种植手机的灭菌

将种植手机用纸塑包装袋单独塑封包装，预真空压力蒸汽灭菌（2.1kg/cm^2，134℃，4 分钟）（图 2-7）。

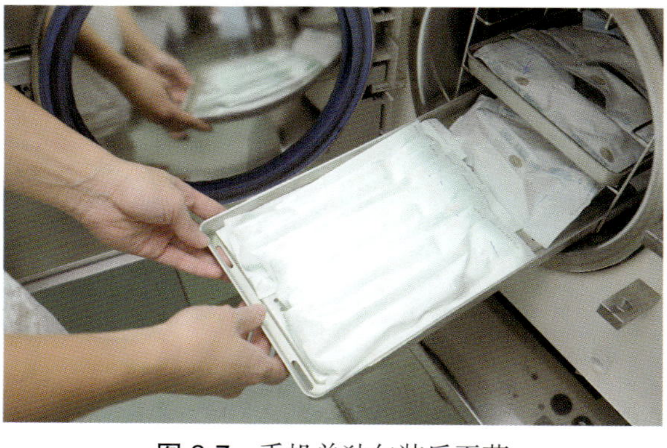

图 2-7　手机单独包装后灭菌

注意：

1. 手工清洗种植手机时，由于手机内腔未经清洗，注油时间需相对延长。

2. 为了防止超声的高频机械振动引起受机轴心偏心度增加，造成轴承损坏，建议不使用超声清洗。

3. 种植手机的马达和导线一般可以压力蒸汽灭菌，但容易损坏，因此一般采用手术时无菌塑料护套隔离，不必压力蒸汽灭菌。

4. 虽然手机都带有拆卸扳手，一般不主张经常拆卸手机，以免损伤手机轴承。

二、手术器械消毒

（一）手术器械的清洗

手术使用后的器械用软毛刷在酶液中刷洗，带管腔的器械用粗细合适的刷子刷洗管腔内径（图 2-8）。

有中空的器械用金属通针疏通引管腔内部，注射器冲洗，仔细去除唾液、血液、软组织和碎骨屑，放入超声清洗机（图 2-9）。

然后水温 40℃ ~42℃加热清洗 20 分钟，在流水下冲洗干净，最后用去离子水漂洗（图 2-10）。

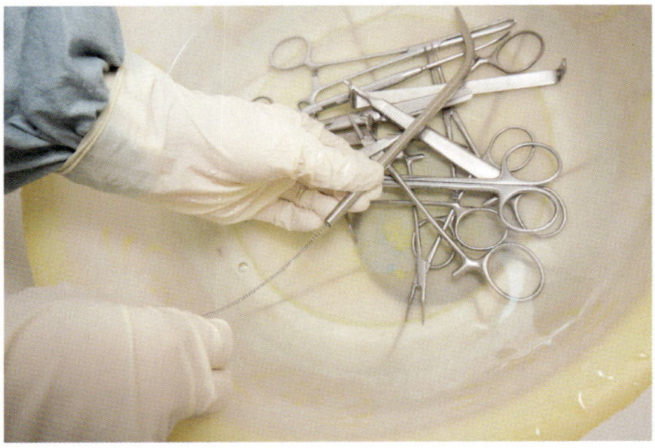

图 2-8　用刷子刷洗器械管腔内径

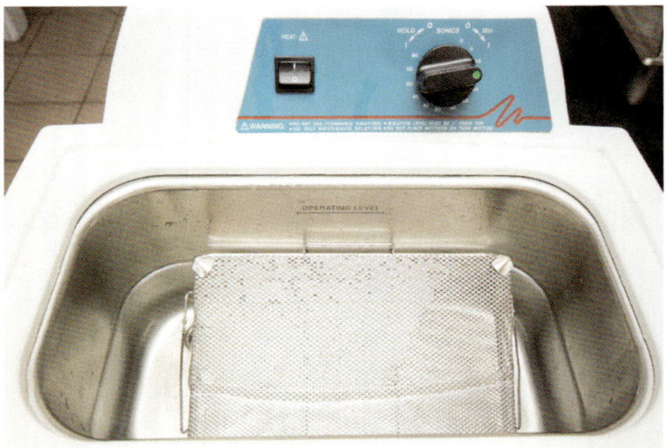

图 2-9　超声清洗机

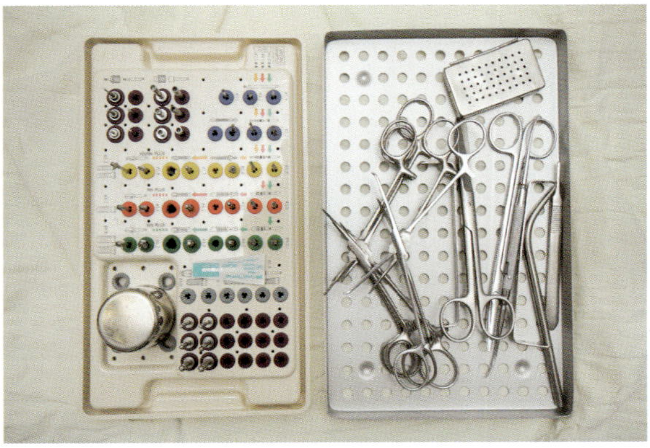

图 2-10　漂洗干净的种植工具盒及手术器械

（二）干燥养护

器械清洗后，检查其洁净度和锋利度，用专用润滑油养护器械，清点完整后将其依次放回器械盒的对应位置上，放入烘箱烘干（图 2-11）。

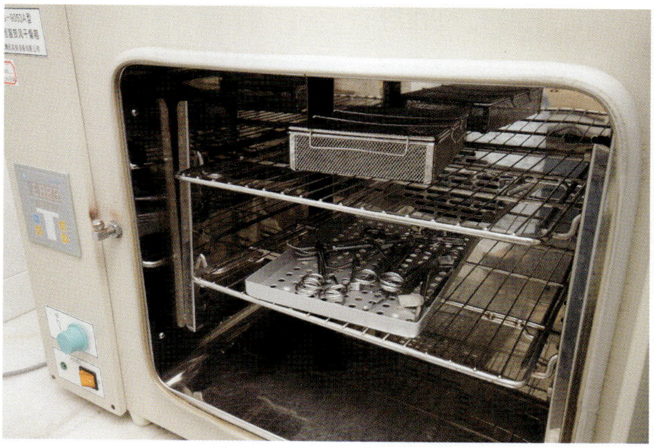

图 2-11　在烘箱中烘干器械

（三）手术器械的灭菌

放入灭菌指示剂，分类打包。预真空压力蒸汽灭菌（2.1kg/cm^2，134℃，4 分钟）（图 2-12）。

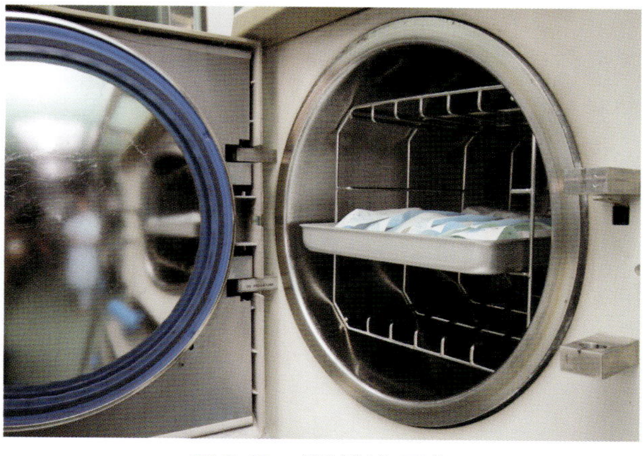

图 2-12　器械打包灭菌

（四）手术器械的保存

灭菌后的器械应在避光干燥的无菌柜中保存（图 2-13，14）。

注意：

1. 术中使用过的器械应及时清洗，防止干燥。不能及时清洗的放入多酶洗液中浸泡

10 分钟后，保湿保存。

2. 手术台上未使用的器械，视同污染，必须进行清洗，器械专用器械盒也须清洗。

3. 清洗手术器械时，组合器械（如棘轮扳手等）应拆卸成单一部件进行清洗。

4. 手术完成后，清洗器械前应及时清点器械，避免遗漏或丢失。

5. 灭菌前必须认真清点种植器械，特别是专用工具盒中的器械，确保序列钻针与器械盒标示位置相一致，以保证手术的顺利进行。

6. 使用前要注意灭菌的有效期。

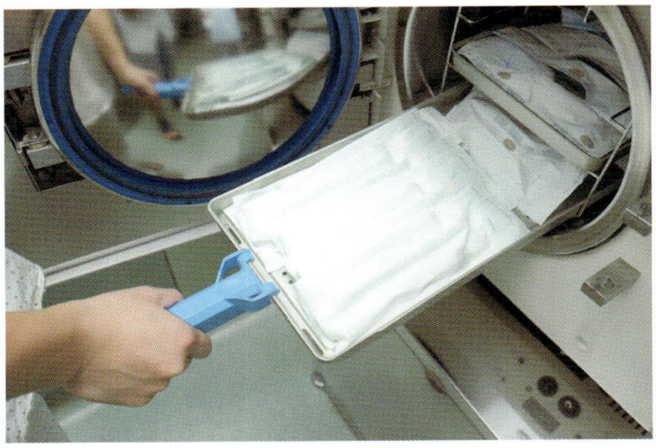

图 2-13　取出灭菌后彻底干燥的器械

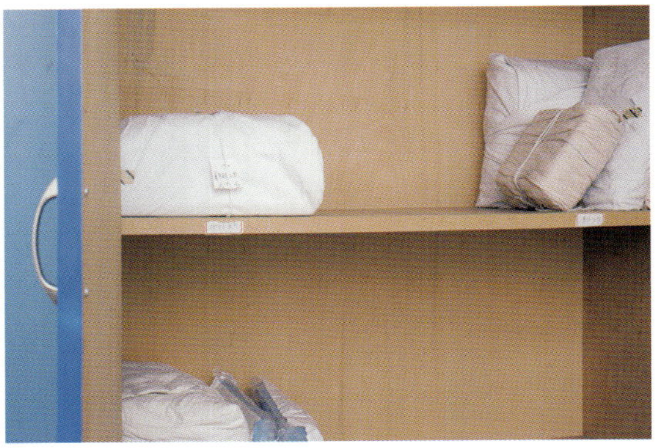

图 2-14　器械包保存在无菌柜中

三、种植器械的保养维护

1. 手术后及时切断种植机的电源，特别是清洗与保养前务必切断电源。保持种植机清洁，用干软布擦拭，不能使用有机溶剂擦拭塑料部件。长期不使用时，应定期通电除湿。

2. 每次手术前应将种植机、手机、马达等模拟手术进行调试，确保正常工作。平时应定期检查，发现问题立即解决。

3. 种植器械应由专人负责管理。术前根据手术方案准备所需器械，灭菌器材应确认包装完好及有效期。建立使用登记制度，术后对器械使用情况及时登记。

4. 操作中出现异常声音、颤动或者短时间内温度上升很快，即刻停止操作，以免损坏器械。

第三章

口腔种植病人的术前检查要点

一、全身检查和病史询问

1. 通过问诊，全面了解患者的系统病史、用药史、药物过敏史、有无种植手术的禁忌证等，并详细了解口腔疾病病史。

2. 充分了解患者选择种植义齿修复的理由、对种植义齿具体要求和期望（图 3-1）。

3. 实验室检查包括 血、尿、便三大常规，凝血三项，血糖测定，乙肝、丙肝、艾滋病等血清学检查，血压、心电图等检查。

4. 尽管吸烟的患者也可以接受种植手术，但是失败率相对来说要高很多，应当鼓励患者在种植修复开始前戒烟。

5. 对于心理有障碍的患者，需要更加仔细的进行评估。

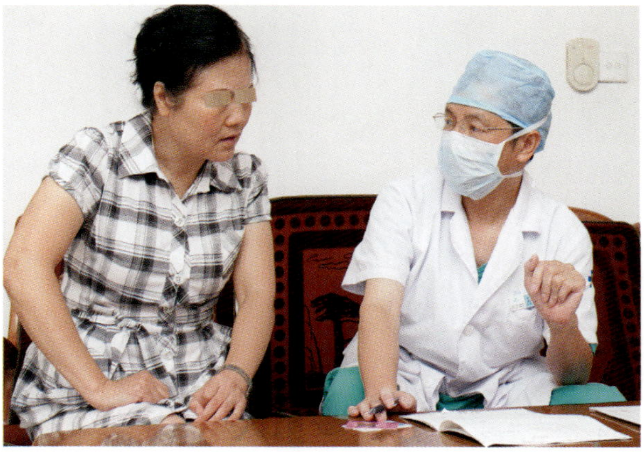

图 3-1 术前与患者交流

二、口腔检查

1. 口腔颌面部检查要特别注意上唇笑线的位置、邻牙的健康状况与倾斜情况、余留牙牙周炎的情况、颞下颌关节的情况，开口度以及口腔内有无炎症、肿瘤等。

2. 种植区要检查牙槽嵴的高度与宽度、牙槽骨骨面凹陷程度和缺牙间隙的情况等，务必要触诊检查（图 3-2），不要光望诊。并取研究牙模，做设计用。

3. 对黏膜厚或判断有难度的病例，可使用针刺法测量黏膜厚度，方法是在注射器针头上套上一个滑动套管，刺入黏膜后，滑动套管，标记刺入深度（图 3-3），根据获得黏膜厚度数值，绘制骨地图（图 3-4）。

4. 取全口印模，常规翻制两副石膏模，一副为工作模，一副用于制作手术导板。然后记录咬合关系，并将此咬合关系转移到殆架上。

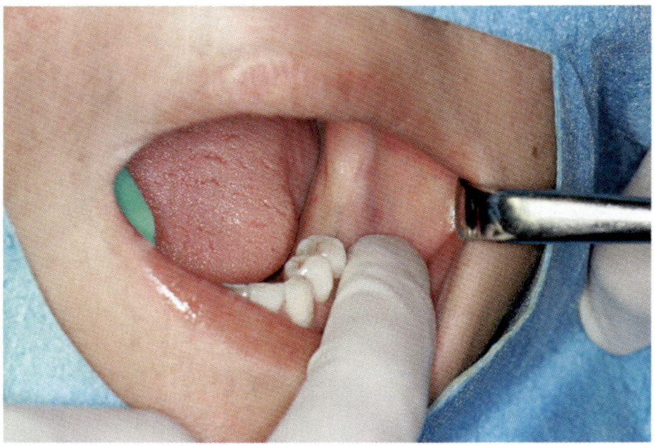

图 3-2　触诊检查种植区牙槽嵴情况

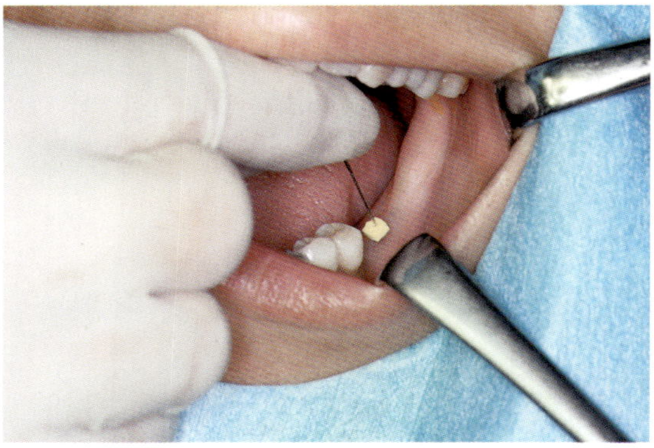

图 3-3　针刺法测量黏膜厚度

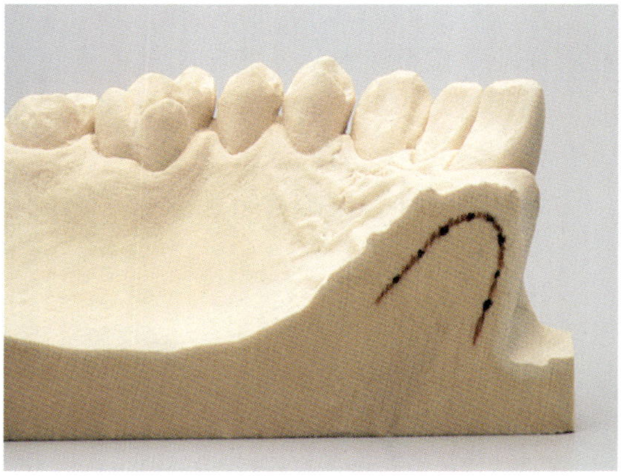

图 3-4　根据获得黏膜厚度数值，绘制骨地图

三、种植牙禁忌证

1. 高血压　所有的种植牙患者都应该测量血压，特别是已经诊断为高血压病的患者。对于轻度的高血压患者，可以进行种植修复治疗，但是术中要选择不含肾上腺素的局麻药物，以避免血压升高，同时术中做到完全无痛，缩短操作时间。对于重度高血压患者（收缩压≥ 180mmHg，舒张压≥ 110mmHg），应内科会诊，将血压控制在正常或者轻度高血压的范围内，才能进行手术。

2. 心绞痛　轻度心绞痛患者在进行种植手术时，应常规准备硝酸甘油和氧气，手术时间较长或者手术较复杂时应进行生命体征监测。几乎每天都发作的重度心绞痛或者在60天内经常发作的不稳定型心绞痛，推迟种植手术。

3. 心肌梗死 对有心肌梗死既往史的患者，特别需要注意最后一次心梗的发病时间。发病后6~12个月只能进行一些简单的和应急性的处理，发病已有12个月以上者尽量住院手术，并在内科会诊同意后，进行尽量简化的治疗。

4. 糖尿病 糖尿病患者血糖控制在150mg/dl以下，可以进行手术，但是需要注意手术前后饮食调整并预防术后感染。对于严重糖尿病患者（血糖 > 200mg/dl），只有在血糖控制后才能进行手术。

5. 甲状腺功能亢进症 甲亢患者半年内实验室检查各项指标正常，且没有任何临床症状的情况下可以进行种植手术。若有高代谢症群、神经、心血管等功能异常的临床症状，推迟种植手术。

6. 肾上腺疾病 对于已经隔日使用皮质激素替代治疗或者停药一年以上的轻度危险程度患者，手术可以安排在服药当天进行，同时予以镇静和有效抗菌药物。每天服用泼尼松 > 5mg的患者，推迟种植手术。

7. 妊娠 推迟种植外科的操作至分娩后进行。

8. 贫血 全身症状较重，或者血红蛋白 < 10mg/dl，推迟种植手术。

9. 白细胞疾病 恶性疾病，如急、慢性白血病所引起的白细胞增多或减少均为种植修复的禁忌证。

10. 慢性阻塞性肺疾病 在静息状态下也感到呼吸困难或肺部感染或重度肺功能损害、血氧饱和度 < 90，推迟种植手术。

11. 慢性肝病 慢性活动性肝炎、肝硬化失代偿期，推迟种植手术。

12. 放疗 放疗后种植手术的时间应尽量推迟。

13. 对长期口服二膦酸盐治疗骨质疏松的患者，要停药数月后才能种植，尤其是口服长效制剂者，有学者认为要停药半年以上，否则有引起颌骨骨髓炎的风险。

四、种植牙X线检查

种植牙的X线检查一般有曲面体层摄影片，根尖片和CT检查。其中曲面体层摄影片，又称全景片最为常用。

（一）曲面体层摄影片

1. 拍片前先在研究牙模的每个种植部位牙槽嵴顶，放置直径为5mm的钢球，再制作临时咬合板（图3-5），患者带入临时咬合板拍片。也可简化用红蜡烤软后缺牙间隙，并置入直径5mm的钢球拍片（图3-6）。

2. 拍片后可以通过测量钢球影像所得的数据计算出实际尺寸（图3-7）。

3. 计算公式

$$\text{颌骨的实际高度} = \frac{\text{钢球直径（5mm）} \times \text{X线测量颌骨距离（mm）}}{\text{X线片钢球直径（mm）}}$$

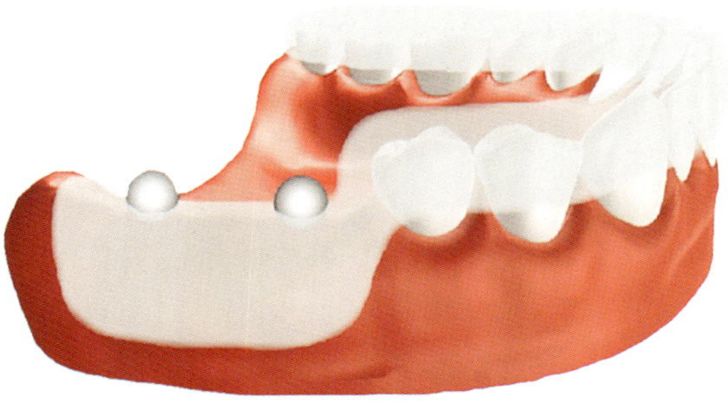

图 3-5　放置直径 5mm 的钢球，制作临时咬合板

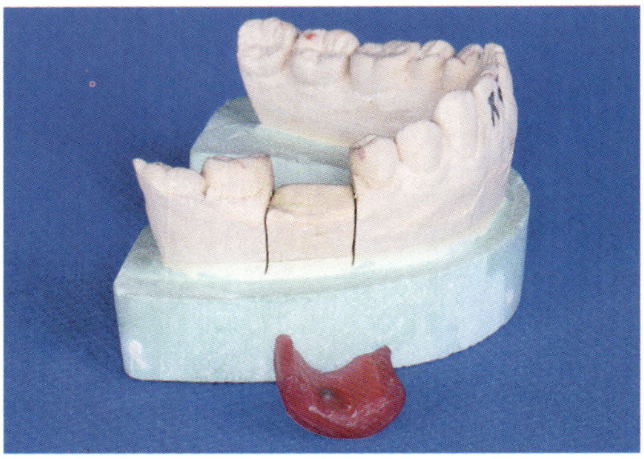

图 3-6　红蜡烤软后置入钢球

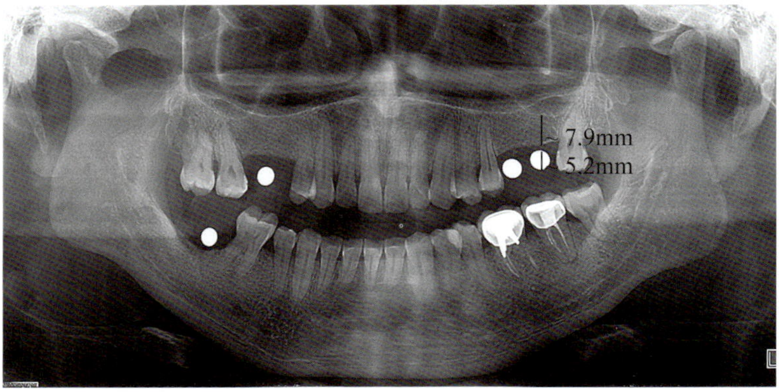

图 3-7　拍摄曲面体层摄影片计算颌骨实际高度

4. 如果植牙区域内出现牙槽骨影像模糊现象，对判断牙槽骨内重要结构带来影响，需要用根尖片或 CT 来弥补。

（二）根尖片

根尖片对判断局部骨质情况很有价值（图 3-8），可作为术前全景片的补充和用于术后复查。

根尖片的拍摄有对角线法和平行法两种，平行法变形小，更适合种植牙，但该方法需专用装置，国内一般采用对角线法拍摄。

1. 患者端坐，头部稳定。

上颌片：头稍低，听鼻线（图 3-9 中线 1 所示）与地面平行；

下颌片：头稍仰，听口线（图 3-9 中线 2 所示）与地面平行。

2. 放置胶片感光面于被检牙舌腭侧，竖放。

前牙胶片边缘高于切缘 7mm；牙胶片边缘高于切缘 10mm；避免牙冠线或根尖影像超出胶片。

3. 胶片在口内与被检牙冠相靠贴，但未与长轴平行，球管的放置（X 片中心线）需倾斜一定角度，使其与牙长轴和胶片交角的分角线垂直（图 3-10）。

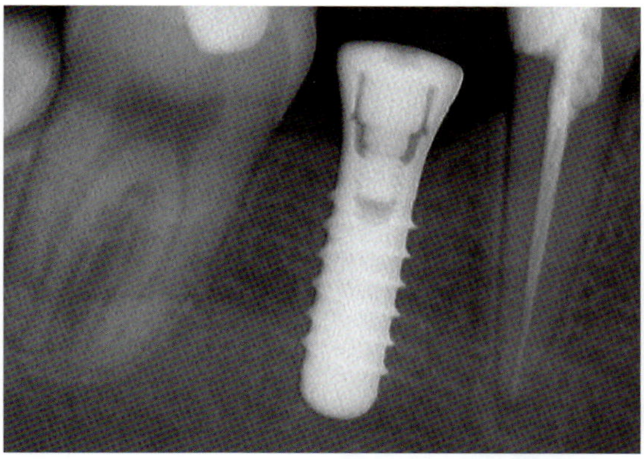

图 3-8 术后种植体根尖片

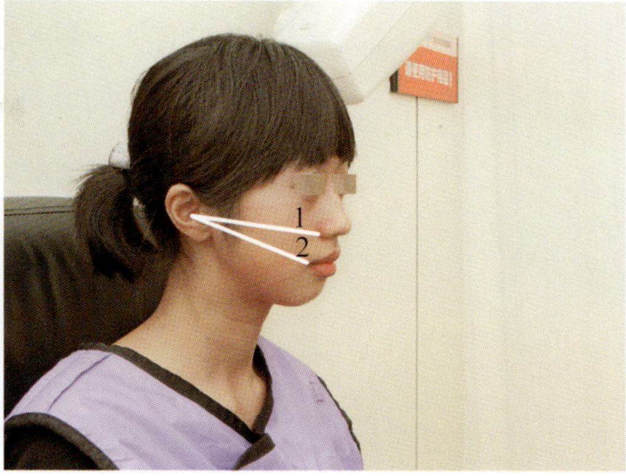

图 3-9 拍根尖片时患者头部位置
1. 听鼻线 2. 听口线

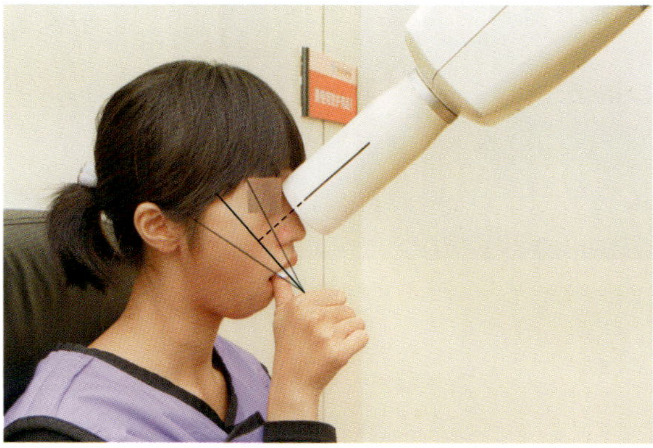

图 3-10 球管放置角度
球管的放置需倾斜一定角度，使其与牙长轴和胶片交角的分角线垂直

上颌切牙：球管足向倾斜 42°；尖牙 45°；前磨牙及第一磨牙 30°；第二、三磨牙 28°。

下颌切牙：头向倾斜 – 15°；尖牙 – 18° 至 20°；前磨牙及第一磨牙 – 10°；第二、三磨牙 – 5°。

同时要根据上腭及口底深浅改变角度，保持垂直，以获得准确的图像。

（三）电子计算机体层摄影（简称 CT）

1. CT 扫描可以显示准确的解剖结构，并能进行直接的测量，是一种十分理想的影像学检查手段（图 3-11）。

2. CT 扫描前最好使用蜡片制作蜡堤，嘱患者缓慢咬合至上下殆面尚有 1~2cm 的距离（图 3-12）。

3. CT 机最好用 16 排以上的螺旋 CT 机，以利相关软件做三维重建，扫描间距以 1.0~2.0mm 为宜。

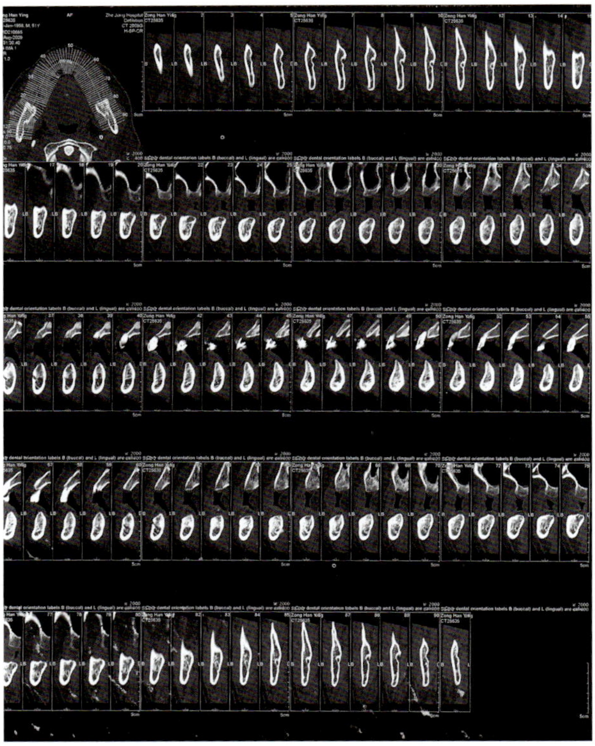

图 3-11　颌骨 CT 扫描

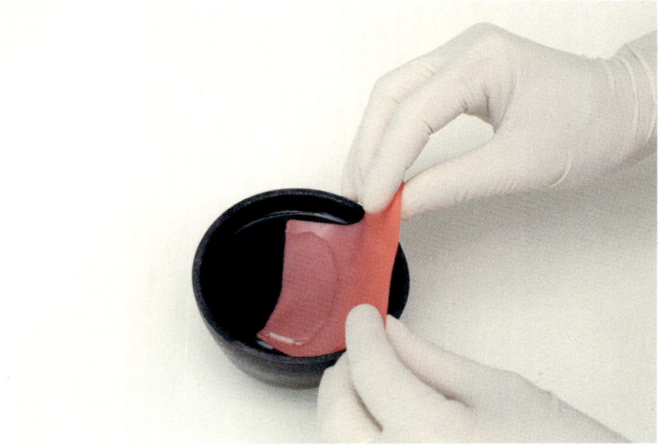

a

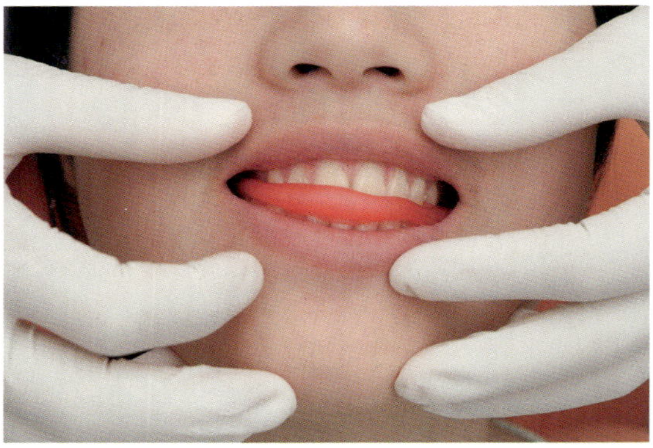

b

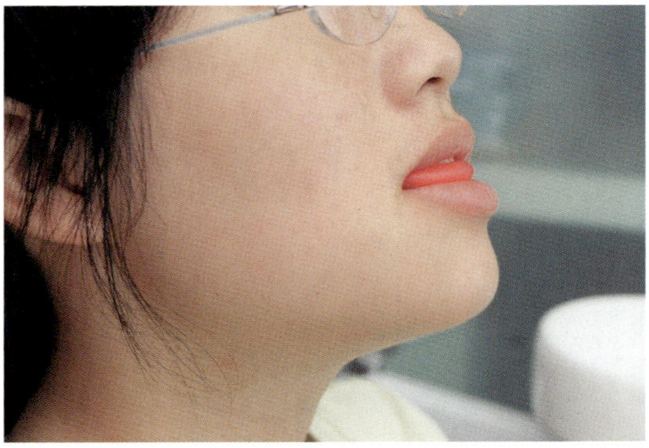

c

图 3-12　蜡堤的制作

a. 将红蜡片用热水烫软　b. 将其卷成蜡堤放入患者口中　c. 嘱患者缓慢咬合至上下𬌗面尚有 1~2cm 的距离

五、口腔摄影

1. 口腔摄影应完整地记录患者治疗前的原始情况，为治疗的设计和效果的评估提供了参考基线。口腔摄影的重点是治疗前软硬组织的缺失、缺损状态。

2. 术前影像资料主要包括：患者正面像（图 3-13）、上下颌牙列正侧位像、全牙列正侧位殆像，种植牙区域影像（图 3-14，3-15，3-16）。

3. 拍摄正面像时使用单一颜色背景，推荐蓝色或者灰色背景。须保持照相机于水平位置，以患者瞳孔连线为校正平面。参考拍摄参数：使用闪光灯，光圈 f8-11，快门 1/125。

4. 拍摄上下颌牙列影像时，使用牵引器尽量拉开嘴唇，同时使嘴唇和颊黏膜完全离开牙齿，最大限度地暴露颊侧间隙后的牙齿（图 3-18）。参考拍摄参数：使用环形闪光灯，光圈 f16-32，快门 1/125。

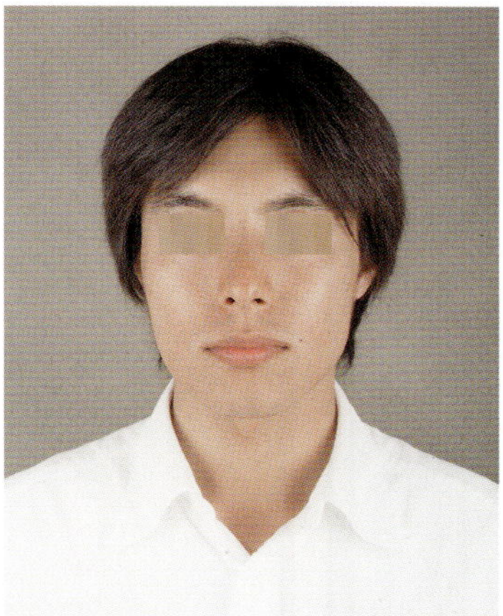

图 3-13　患者正面像

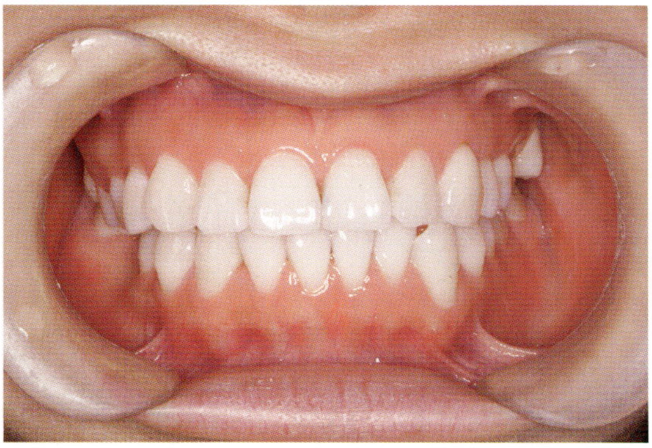

图 3-14　上下颌牙列正位像

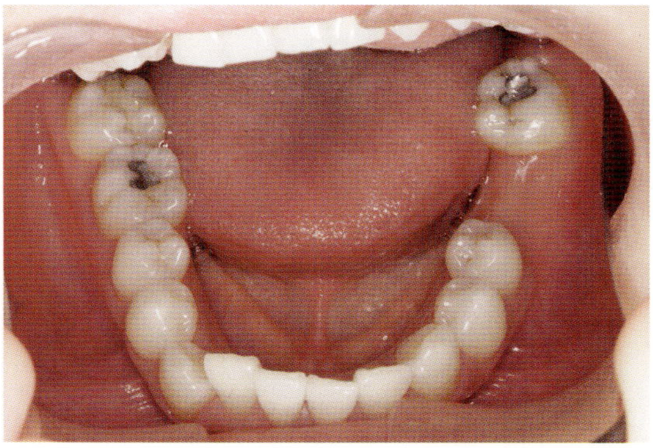

图 3-15　下颌正位殆像

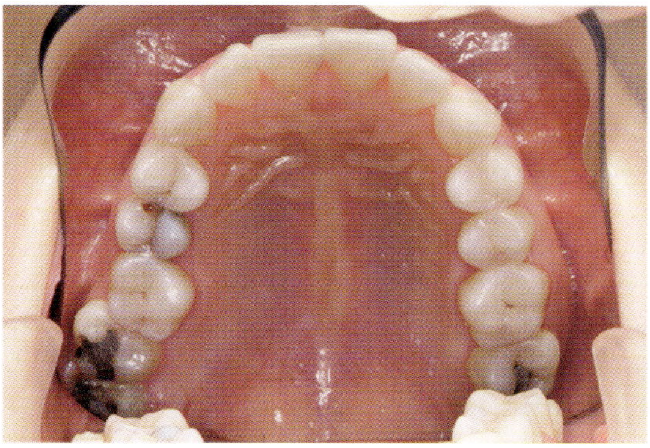

图 3-16　上颌正位殆像

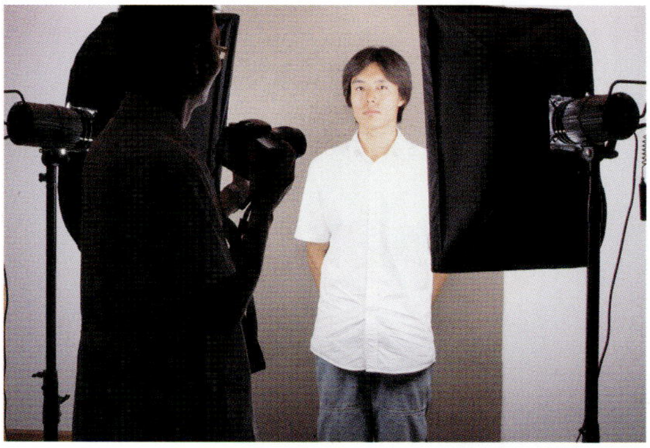

图 3-17　拍摄正面像场景

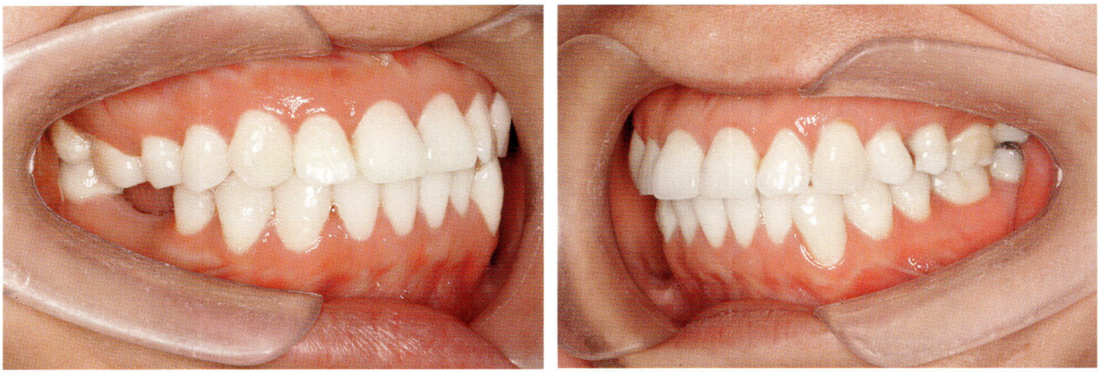

a　　　　b

图 3-18

a. 上下颌牙列侧位像，记录缺牙间隙情况　b. 上下颌牙列侧位像，记录对侧咬合情况

5. 涉及前牙区的美学修复，治疗前尤其应注意记录患者的口唇形态，笑线高低，前牙切缘曲线，牙龈和膜－龈联合状态等。在修复治疗前还应着重记录邻近天然牙的形态、颜色、半透明性、表面结构以及牙龈情况，为修复技工制作义齿提供参考。

6. 检查照片是否记录了植牙区的软、硬组织状态，缺牙间隙情况，邻牙状态，咬合关系以及牙弓形态、缺牙区牙龈和骨组织缺损的三维状态。

7. 最后将胶片 X 线片放置在观片灯上，拍下照片后与上述照片统一保存。

第四章

治疗计划和手术导板制作

一、治疗计划的制定

1. 根据检查结果和咬合情况，评估种植区域的骨组织和软组织的状况，制定种植方案。

2. 根据患者的要求以及患者的全身和局部情况，选择合适的种植系统。

3. 确定种植体的部位、数量、方向以及种植体的类型、直径、长度等。

4. 对于牙槽骨骨量不足的患者，应根据具体情况确定是否需要骨移植、GBR、上颌窦底提升术、下牙槽血管神经移位术等。

5. 对于软组织不足的患者，应考虑进行软组织的处理或移植。

6. 向患者仔细介绍种植治疗方案，包括所选择的种植体系统，整个治疗过程、所需时间、费用，术中、术后可能出现的并发症，种植效果以及种植体的长期维护要求等。埋入式种植体一般在一期手术完成后 2~6 个月后进行二期手术。

7. 医患双方签署种植知情同意书。

牙种植术治疗知情同意书

1. 我理解种植手术治疗的目的和程序，在经过比较后我愿意选择并要求做种植治疗。我理解作为患者应配合医生完成整个治疗过程。

2. 我将负责的向医生报告自己的健康状况、既往病史、药物过敏史等。如有隐瞒，愿承担后果。

3. 医生已向我介绍了有关麻醉，手术及用药的危险性及可能出现的并发症、术后反应等：如肿胀、疼痛、感染、局部麻木（一时性或永久性）、牙齿损伤、颌骨骨折、上颌窦穿孔、延迟愈合、种植体失败等。我理解这些治疗过程中的一系列问题，并在此基础上同意医生实施种植治疗。

4. 我同意医生为我选择的种植体系为 ______________，型 号为 __________________，种植牙位为 ____________________，种植体数目为 ________。医生已经向我详细介绍了整个治疗过程所需的时间和费用，我可以接受，我也同意医生在术中由于新发现的问题而改变原来的种植计划。

5. 我理解按口腔医学“种植失败”之定义：在正常行使口腔功能的情况下，所出现的种植体松动、脱落、折断，而需从骨内取出种植体（不包括外伤所致的种植体损害）。当种植失败时，医生可根据情况决定取出种植体及采取必要的治疗措施。

6. 我同意医生在治疗过程中照相、录像以及收集各种资料，医生可以利用这些资料作为学术交流与研究，但不公开身份。

7. 种植修复完成后，我将遵照医生的所有医嘱，保证术后控制吸烟，注意饮食，避免咬过硬食物，坚持正确刷牙，保持口腔卫生，避免外伤，同时保证每半年到一年定期复查。

患者（签名）_______________

以上牙种植术治疗知情同意书，患者已知情同意并签字。

医生（签名）_______________

二、手术导板的制作

通过手术导板来指导种植体植入的位置和方向，初学者最好使用手术导板，有利于在手术中达到准确定位的效果。

手术导板可以利用原托牙制备，也可在模型上制作，现在还有利用 CT 数据和 CAD/CAM 技术制作，效果更好。现介绍模型压膜导板的制作。

（一）在口腔中常规方法制取印模，灌注成石膏模型（图 4-1）。必要时可通过面弓转移正中𬌗记录，上𬌗架。

（二）根据恢复功能、外观的需要用树脂牙将缺损、缺失的牙列修复完整（图 4-2）。

（三）再次用硅胶印模材取模，用石膏翻制成一个已恢复完整的牙列模型。用预制的薄塑胶板在热压成形机上气压成形。或者用自凝塑胶涂布到石膏牙列模型上成形(图 4-3)。

（四）将模板从石膏模型取下后，修整磨削对其就位构成障碍的倒凹部分，模板并不一定需要覆盖全牙列，其范围以能够在剩余真牙上取得所需的固位力为度。

（五）根据设计的种植体植入位置与角度，在模板上钻出相当于导向钻直径的孔（图 4-4，4-5）。

（六）在模型的钻孔中插入与之配套的钻套管芯，然后置入钻套管（图 4-6~8）。

（七）用自凝塑料固定钻套管后，拔除钻套管芯，完成模板制作（图 4-9~10）。

（八）模板制作完成后，应于术前先在患者口腔中试戴，以确认模板能准确就位并具有一定固位力，是否妨碍手术操作，以及模板对手术钻是否具有导向定位作用。

（九）模板调试完成后，使用消毒液浸泡消毒备用。

（十）有全口义齿或复托病例，可在义齿上保留人工牙的唇颊面（包括切缘和部分颊尖），舌侧磨削至形成弧形窗口，以供手术者在不致影响义齿排牙的前提下，根据颌骨条件选择植入部位（图 4-11）。

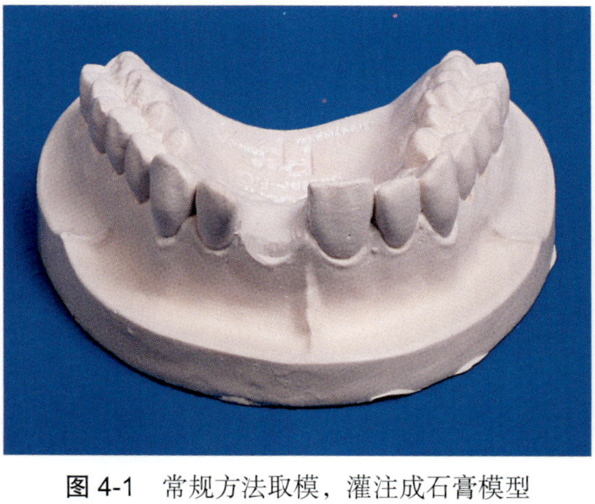

图 4-1 常规方法取模，灌注成石膏模型

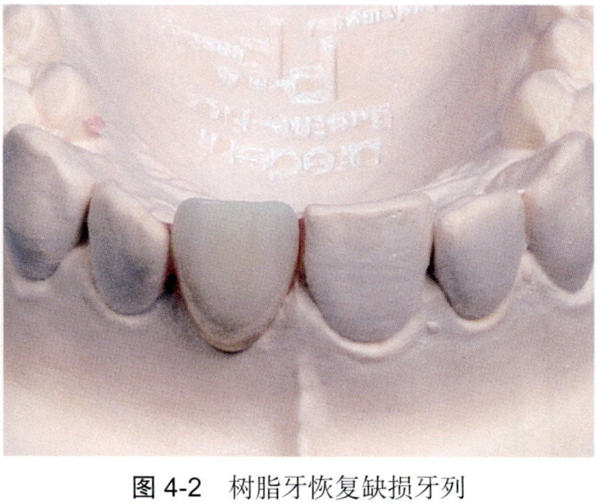

图 4-2 树脂牙恢复缺损牙列

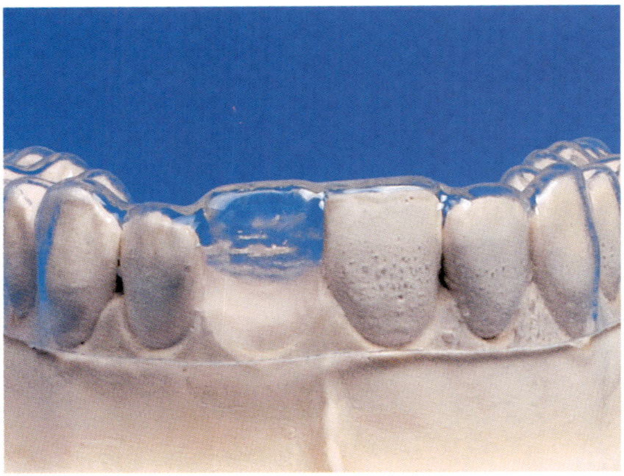

图 4-3　热压成形机上气压成形的模板

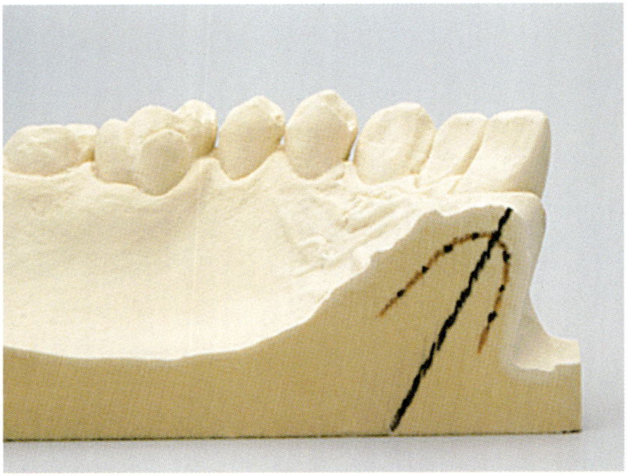

图 4-4　根据骨地图设计种植体植入位置与角度

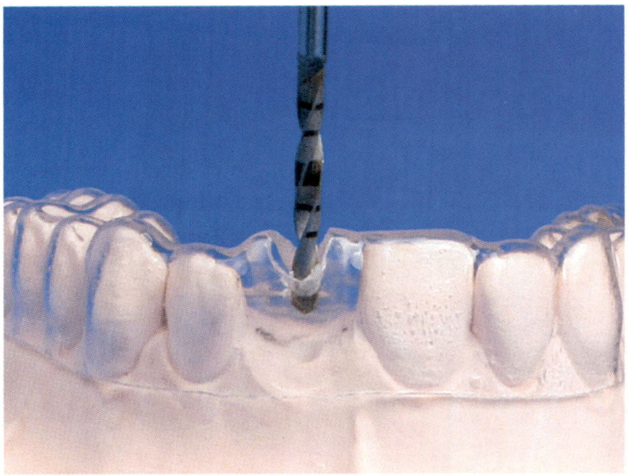

图 4-5　模板上钻出相当于导向钻直径的孔

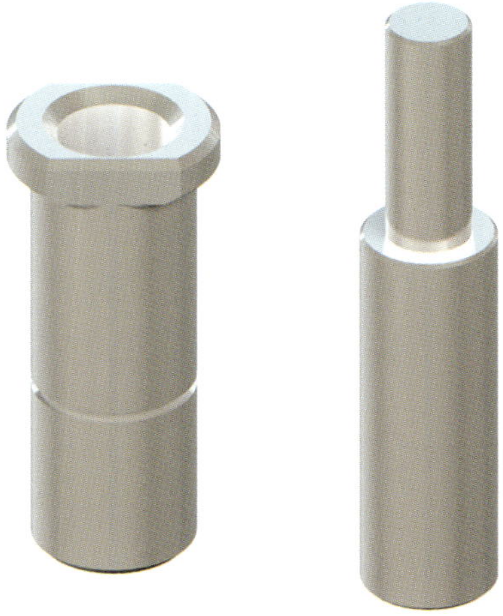

图 4-6　钻套管与钻套管芯
a. 钻套管　b. 钻套管芯

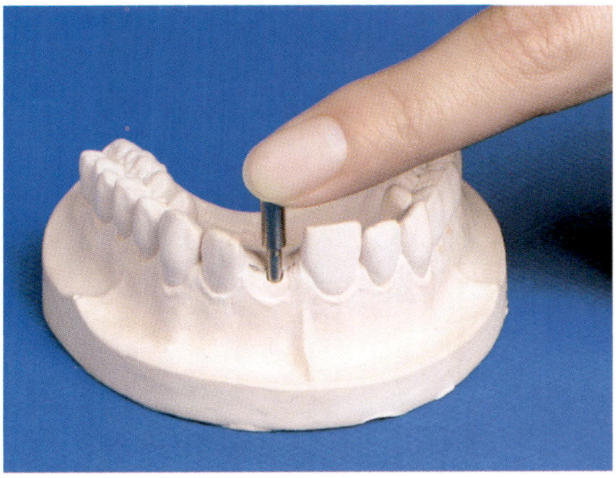

图 4-7　模型的钻孔中插入钻套管芯，指示种植体植入方向

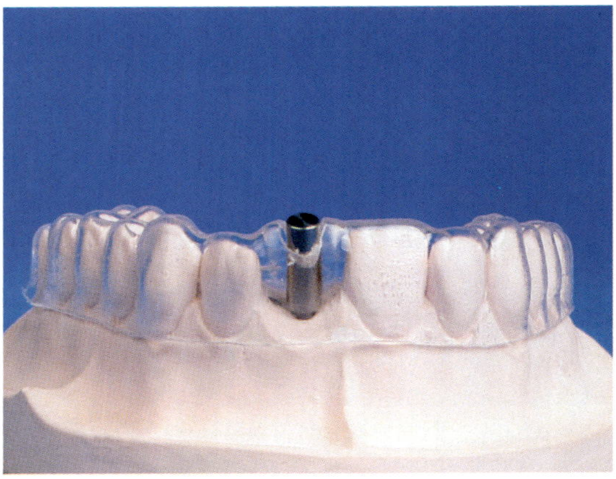

图 4-8　置入钻套管以及模板

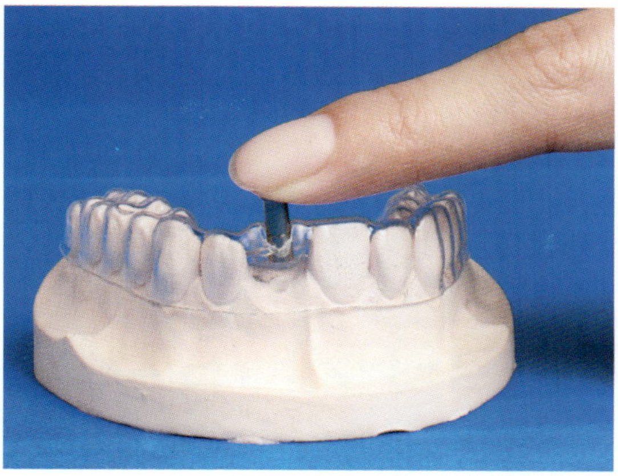

图 4-9 自凝塑料固定钻套管后，拔除钻套管芯

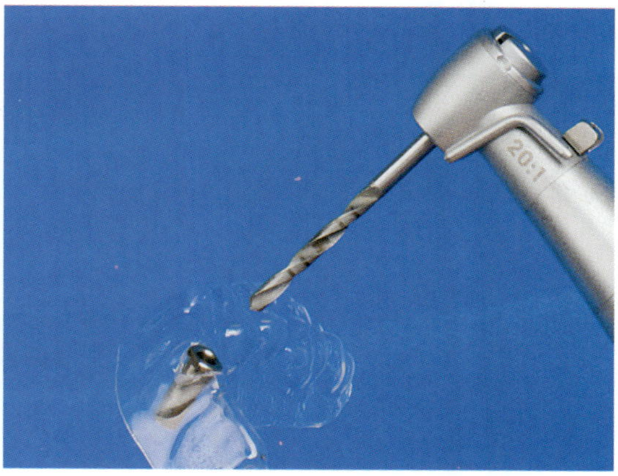

图 4-10 完成的模板

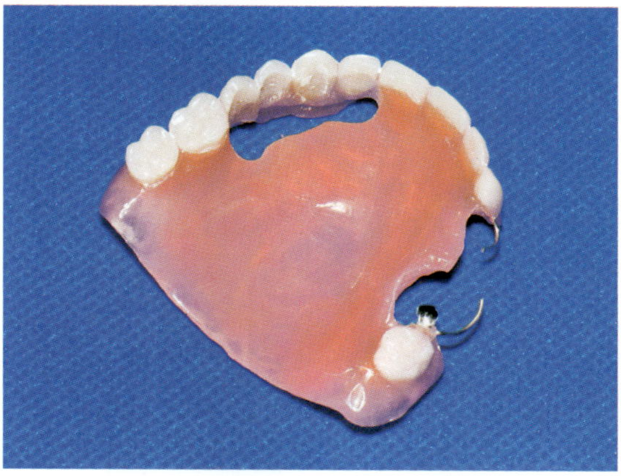

图 4-11 保留人工牙唇颊面的导板

第五章

非埋入式口腔种植手术常规

一、手术步骤

口腔种植手术按普通的口腔手术常规要求进行。手术医师和助手要戴帽、口罩、无菌手术衣和无菌手套。多个牙种植及需取自体骨移植时，最好在标准手术室内施行。口腔种植手术可分为埋入式和非埋入式两种，种植体的形状有螺旋状、柱状、鳍状和叶状等。不同的种植系统，手术过程和要求略有不同，但大同小异。现以 Straumann 种植系统为例，介绍螺旋状非埋入式口腔种植常规步骤：

1. 术前 1 周内进行全口洁治，对高血糖、心瓣膜疾病等敏感病人，术前 1 小时口服抗生素，如头孢拉啶，0.5mg，或克林霉素，150mg。要注意术前术后用同样的抗生素。

2. 局部麻醉　可用必兰（阿替卡因肾上腺素）或 2% 利多卡因（最好含 1 ： 200000 肾上腺素）行局部浸润麻醉，麻醉范围应到种植区外 1.5~2 个牙位（图 5-1），包括颊（唇）腭（舌）侧，下颌后牙可酌情加下牙槽神经阻滞麻醉。

3. 消毒　用含 0.12%~0.2% 氯己定消毒液（或 1 ： 3 稀释的碘附）含漱 1 分钟，然后用碘附常规消毒口腔和面部，面部消毒范围到耳前、颏下及眼裂下方（图 5-2）。

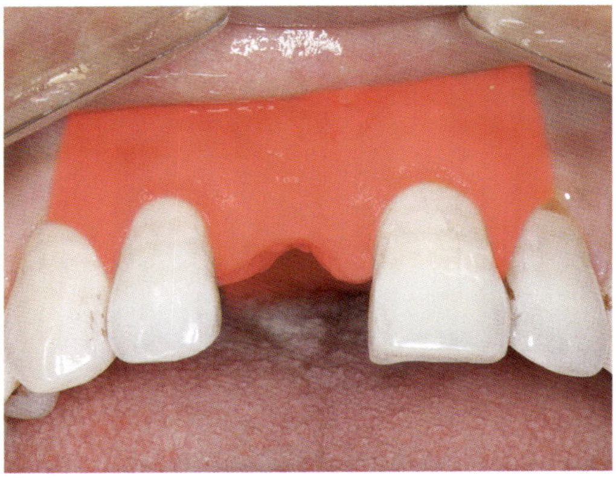

图 5-1　局部麻醉范围

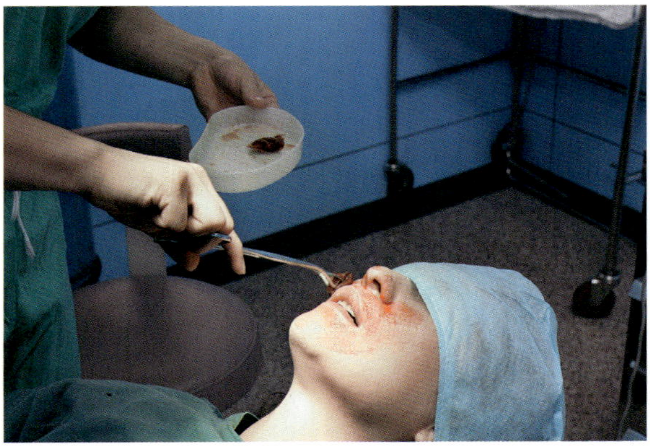

图 5-2　面部消毒

4. 铺巾　要求无菌巾盖住口鼻以外的头部和胸部，要包括头发及腰以上部位，胸部要有二层铺巾（图 5-3）。

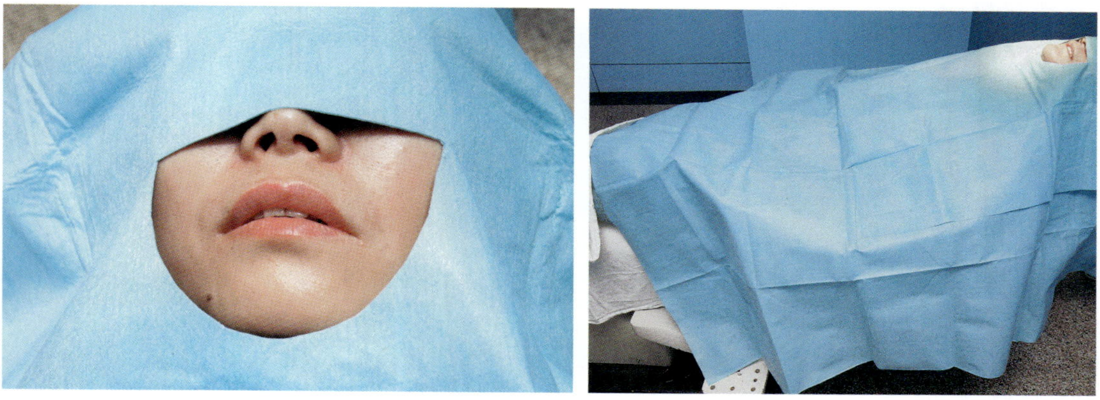

a　　b

图 5-3

a. 面部，盖住口鼻以外的部分　b. 病人体位及铺巾范围（腰以上）

5. 把无菌的手术工具和种植专用器械按顺序排列在无菌工作台上，让巡回护士帮忙用无菌塑料护套套上马达导线（种植机的马达导线一般可以高压消毒，但容易损坏，因此一般采用无菌塑料护套套上），接上吸引器和冲水管（图 5-4）。

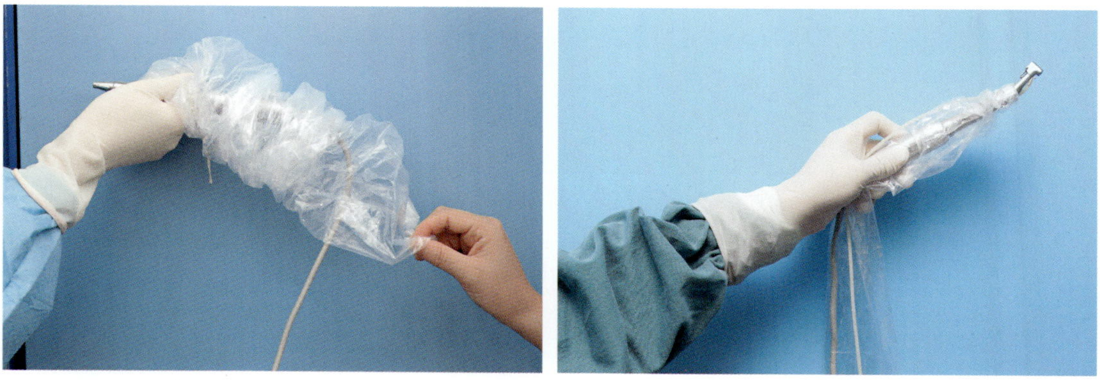

a　　b

图 5-4

a. 用无菌塑料护套套上马达导线　b. 加了护套的手机

6. 按设计要求作切口，横切口一般在牙槽嵴顶和邻牙龈沟，切透全层黏骨膜，纵向附加切口酌情考虑，可不作，也可作一侧或双侧（图 5-5a）。如在美学区种植，考虑美学要求，横切口可偏腭侧（图 5-5b）。附加切口可根据具体情况选择在邻牙的远中（如图 5-5a）或邻牙的近中（如图 5-5b）

7. 用剥离器从骨膜下剥离，翻起黏骨膜，暴露种植区骨质（图 5-6）。要注意的是剥离器要从骨膜下插入，忌在骨膜上翻起黏膜。

8. 用大球钻（转速：800 转 / 分）磨去骨尖，磨出外型，以利定位（图 5-7a），前牙区最好磨成扇形。然后用小球钻磨出种植位点（转速：800 转 / 分）（图 5-7b）。

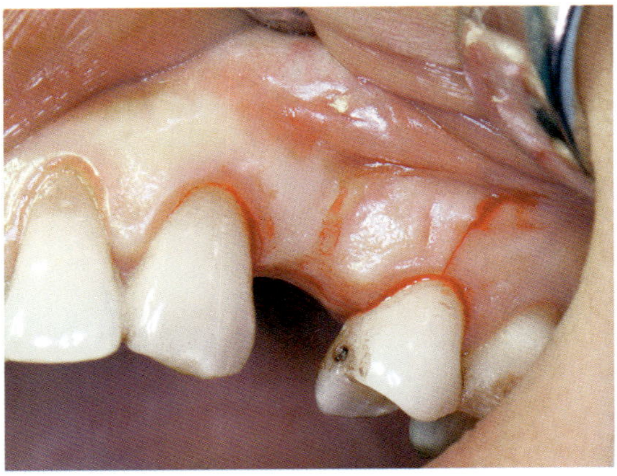

图 5-5a　牙槽嵴顶切口

沿牙槽及顶中线切开，远中作附加切口

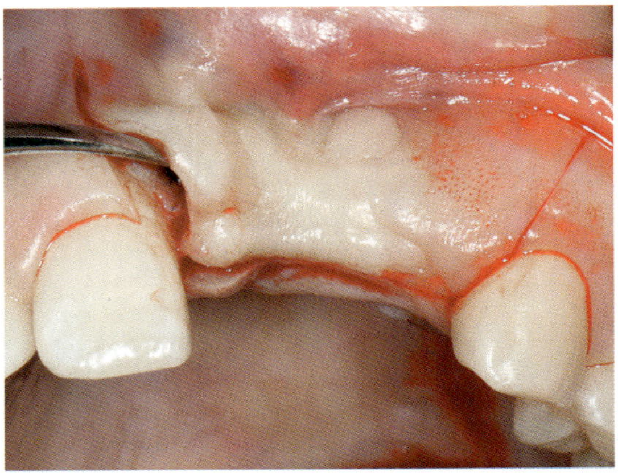

图 5-5b　美学区切口

偏腭侧切开牙槽嵴黏骨膜

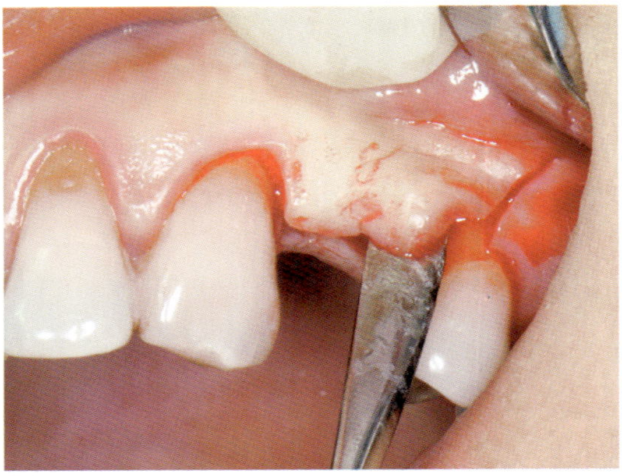

图 5-6　剥离黏骨膜

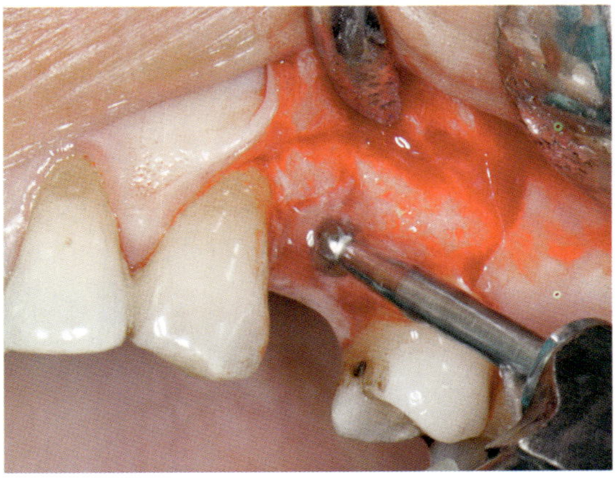

a

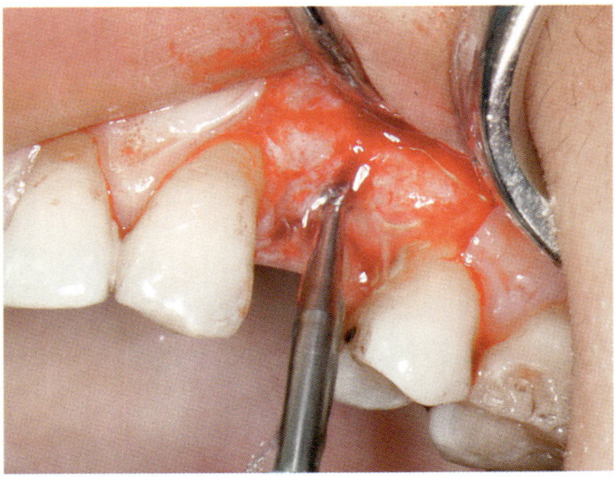

b

图 5-7

a. 大球钻磨出外形　b. 小球钻定位

9. 先锋钻钻孔达预定深度（转速：800 转 / 分），注意转速不宜过快，不要持续加力，以免产热引起骨灼伤，用方向杆测量深度和方向（图 5-8）。

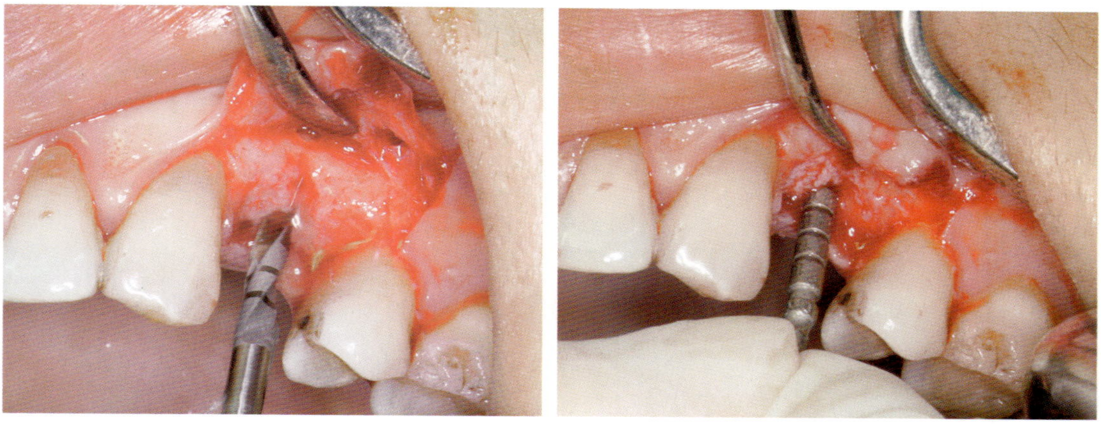

a　　b

图 5-8

a. 先锋钻达到预定深度　b. 方向杆测量钻孔的深度及方向

10. 按要求逐级扩孔，直至达到要求的孔径（图 5-9a）。注意扩孔钻逐级增大直径时，要相应减慢转速，Straumann 钻头标准转速为：直径 2.8mm 的钻头为 600 转 / 分；直径 3.5mm 的钻头为 500 转 / 分；直径 4.2mm 的钻头为 400 转 / 分（图 5-9b）。

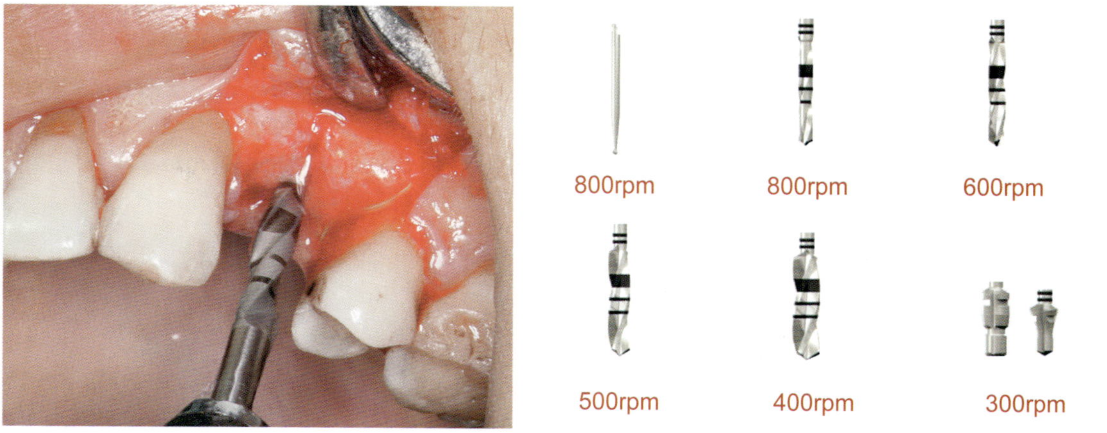

a　　b

图 5-9

a. 逐级扩孔　b. 钻头直径与转速

11. 如是美学种植体（即 SP 型），一般要用颈部成形钻使颈部成形，转速为 300 转 / 分（图 5-10），洞型已过大或骨质非常疏松，可不用成形钻。

12. 用攻丝钻攻丝，转速为 15 转 / 分，可手动或机动。注意如孔径已偏大，或骨质疏松者，可省去此步骤（图 5-11）。

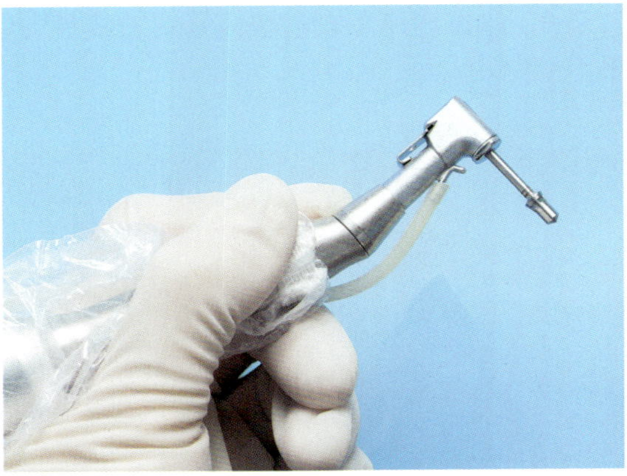

图 5-10　颈部成形钻

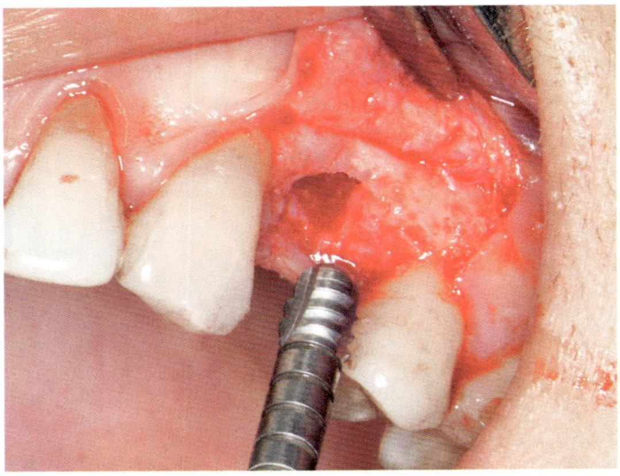

图 5-11　攻丝钻攻丝

13. 用专用携带器从商品包装中取出种植体（种植体均为灭菌包装，不必再消毒），可手动或机动旋入种植体，注意此时转速为 15 转 / 分，旋入时不要冲水，口水及其他工具都不宜碰触种植体的粗糙表面（图 5-12a，b，c）。

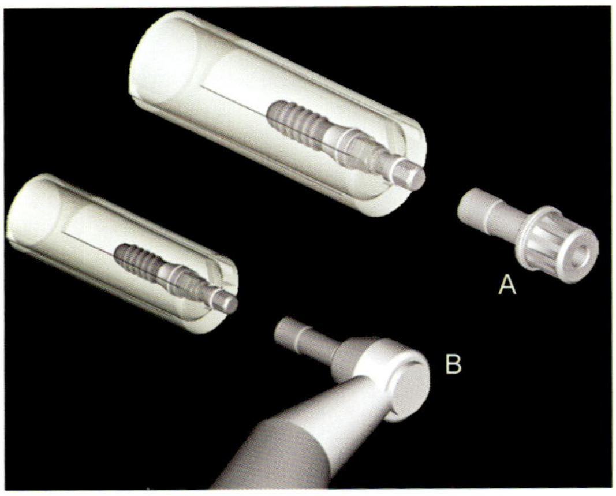

图 5-12a　用携带器取出种植体
A. 手动携带器　B. 机动携带器

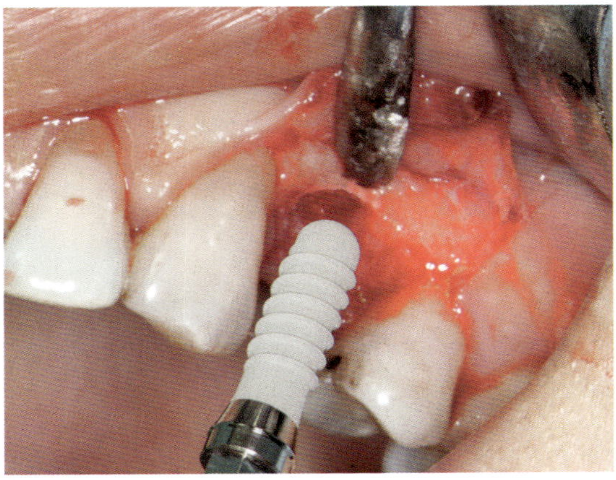

图 5-12b　慢速旋入种植体

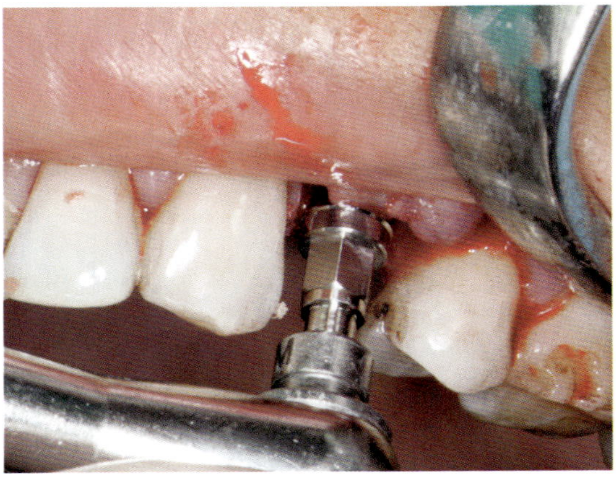

图 5-12c　到达预定深度
此时种植体的粗糙面位于骨面稍下方

14. 种植体到位后，将把持器卡住种植体携带体，倒转卸下种植体携带体，旋入相应的愈合帽（图 5-13a，b，c）。

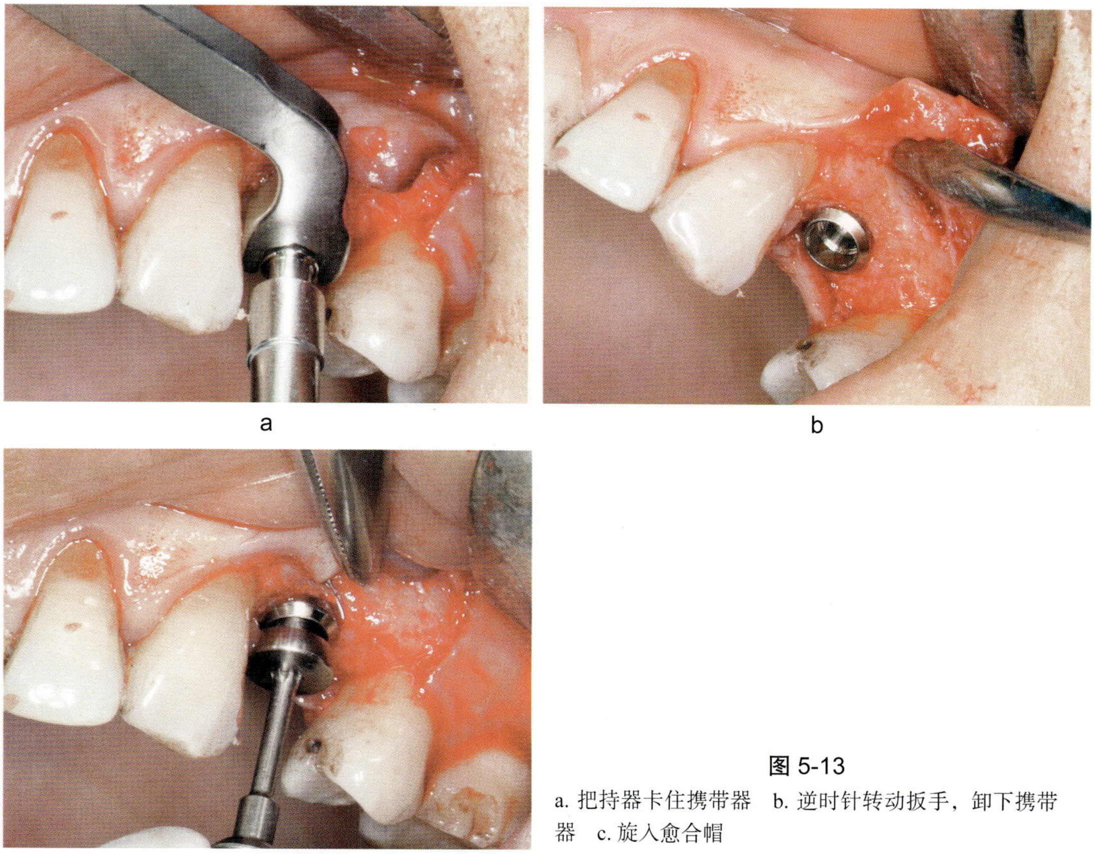

a b c

图 5-13

a. 把持器卡住携带器 b. 逆时针转动扳手，卸下携带器 c. 旋入愈合帽

15. 缝合黏膜，如图 5-14a。如拉拢有困难，可作必要的黏膜修复。前牙美学区可做全埋入或半埋入式缝合（图 5-14b）。

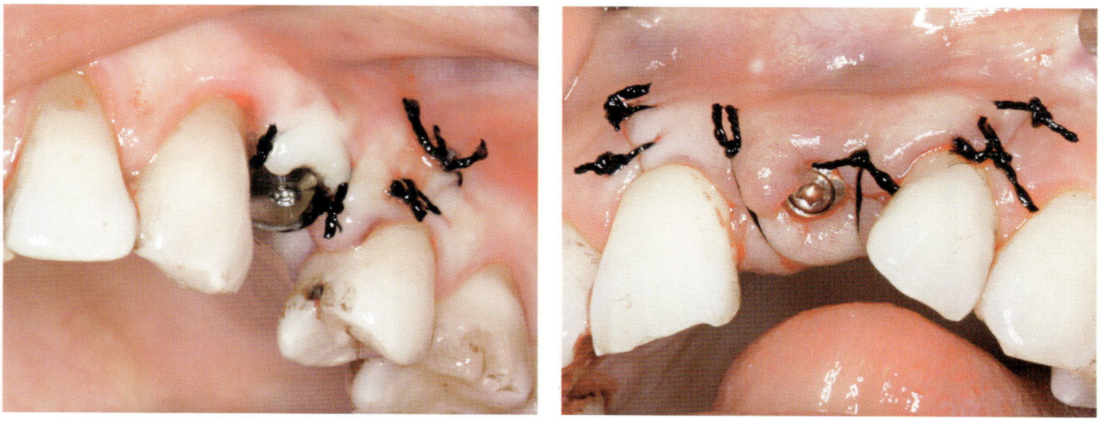

a b

图 5-14

a. 非埋入式缝合黏膜瓣 b. 半埋入式缝合黏膜瓣

二、注意事项

1. 局麻的范围要足够大，包括高度和宽度，否则钻孔时或缝合时会有疼痛。

2. 要确保手术时无痛，否则容易出现心血管意外或患者血压升高。

3. 吸引器的吸引力要足够大，可用牙椅上的强吸，但要保证吸引效果，否则易致种植窝污染或手术时视野不清。

4. 切口要切透黏骨膜，否则会造成剥离困难。

5. 钻孔时转速要严格按种植系统的要求，随着钻头直径口的增大，转速要减小，不要忘了调节。

6. 最后一级钻头不要在达到深度后空转或晃动，以免造成孔径过大影响初始稳定性。

7. 钻头要足够锋利，钝的钻头会造成产热过多，引起骨灼伤，如不够锋利，须调换钻头。

8. 注意种植体表面不要污染，旋入时不要带进软组织。

9. 种植体的开始稳定性要适中，太松容易导致愈合不良，太紧会引起旋入困难或骨坏死，因此如骨质致密应攻丝，如骨质疏松或植入孔径太大，不应再攻丝。如种植体初始稳定性不佳，应使用较薄的愈合帽，半埋入式缝合或埋入式缝合。

第六章

埋入式口腔种植手术常规

埋入式口腔种植系统，一般可分为螺旋状（如 Straumann bone level，Ankylos，3i 等）、柱状（如 BLB）、鳍状（如 BICON）等。种植手术一般分二期，第一期为植入种植体，第二期为安放牙龈成形器。现以 Straumann bone level 种植系统为例进行介绍。

一、一期手术步骤

1. 术前 1 周内进行全口洁治。对高血糖、心瓣膜疾病等敏感病人，术前 1 小时口服抗生素，如头孢拉啶，0.5mg，或克林霉素，150mg。要注意术前术后用同样的抗生素。

2. 局部麻醉 可用必兰（阿替卡因肾上腺素）或 2% 利多卡因（最好含 1：200000 肾上腺素）行局部浸润麻醉，范围应到种植区外 1.5~2 个牙位，包括颊（唇）腭侧，下颌后牙可酌情加下牙槽神经阻滞麻醉（见图 5-1）。

3. 消毒　用含 0.12%~0.2% 氯己定消毒液（或 1：3 稀释的碘附）含漱 1 分钟，然后常规消毒口腔和面部，消毒范围到耳前、颏下及眼裂下方（见图 5-2）。

4. 铺巾　要求无菌巾盖住口鼻以外的区域，要包括头发及腰部以上部位，胸部最好有二层铺巾（见图 5-3）。

5. 把无菌的手术工具和种植专用器械按顺序排列在无菌工作台巾上，用无菌塑料护套套上手机导线（种植机的手机导线一般可以高压消毒，但容易损坏，因此一般采用无菌塑料护套套上），接上吸引器和冲水管（见图 5-4）。

6. 按设计要求作切口，切开黏骨膜。埋入式的切口一般在牙槽嵴顶（图 6-1a，b）。

7. 用剥离器从骨膜下剥离，翻起黏骨膜，暴露种植区骨质（图 6-2）。

8. 用球钻磨去骨尖（转速 600 转 / 分），磨出外形，并定位（图 6-3）。

9. 先锋钻钻孔达预定深度（转速 800 转 / 分），一般备洞时要求洞深增加 1 mm，使种植体植入后颈缘低于骨面 1mm，然后用方向杆测深度和方向（图 6-4a，b）。

10. 阶梯钻　逐级扩孔，各钻头的转速要求见图 6-5a，达到要求孔径后，用测量杆检测深度和方向，要求略深于种植体 1mm 左右（图 6-5b）。

11. 颈部成形钻做颈部形成（转速 300 转 / 分）（图 6-6）。

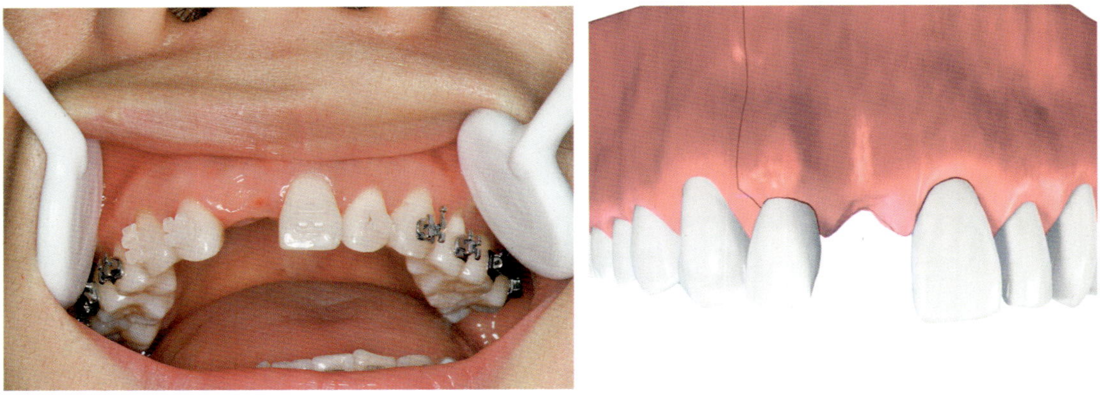

a b

图 6-1

a. 缺牙部位 b. 切口示意图

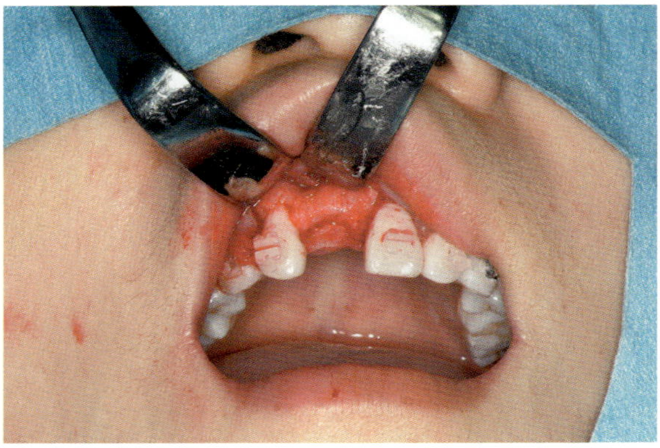

图 6-2 翻起黏骨膜

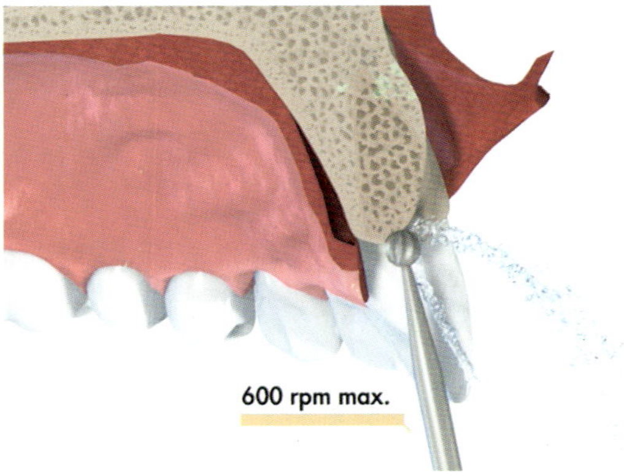

图 6-3 磨去骨尖，磨出外形

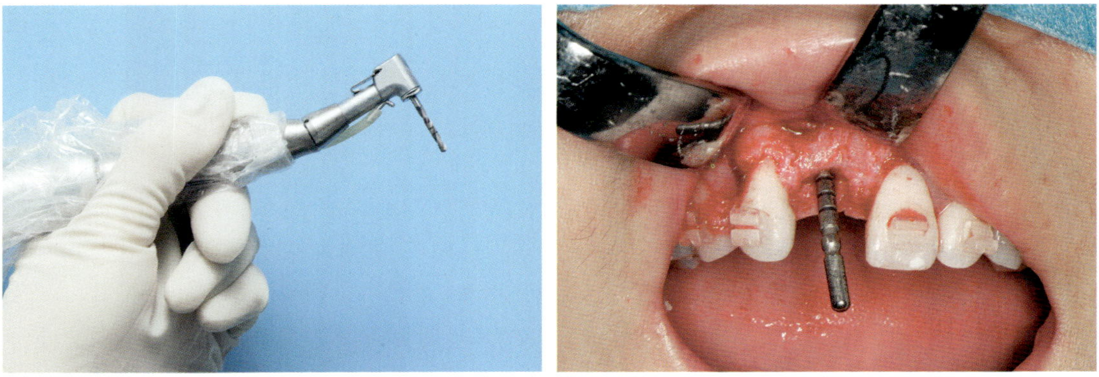

a b

图 6-4

a. 先锋钻 b. 方向杆测量深度和方向

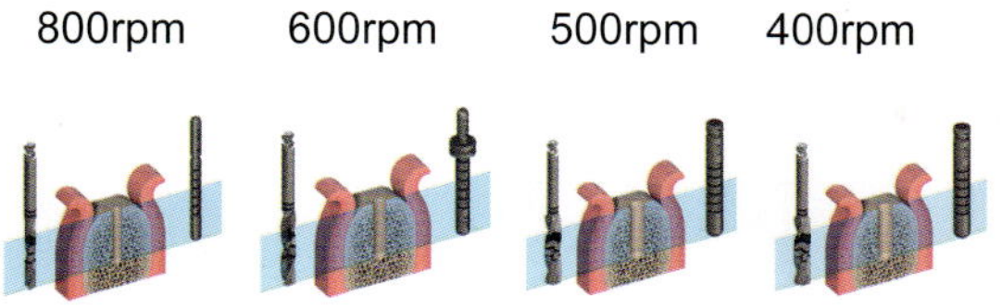

图 6-5a 多级钻头的转速及相应的测量杆

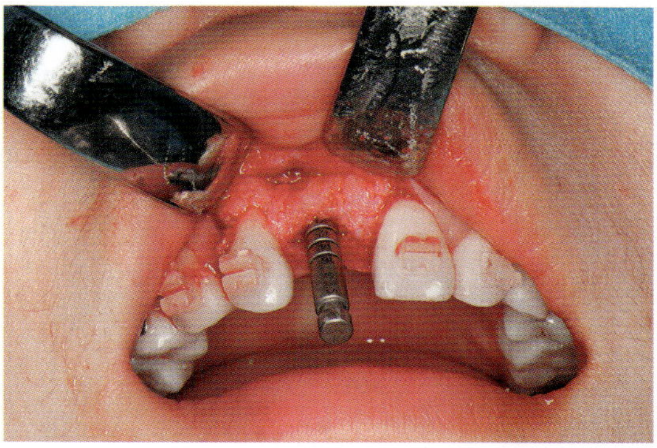

图 6-5b 方向杆测量最后种植窝的深度和方向

12. 攻丝钻攻丝（转速：15 转 / 分）（图 6-7），如孔径已偏大，或骨质疏松者，可省去此步骤。

13. 从商品包装中取出种植体，可手动或机动旋入种植体，注意此时转速为 15 转 / 分，不用冲水。务必注意的是，必须把白色条束标记对准正前方（图 6-8a，b）。

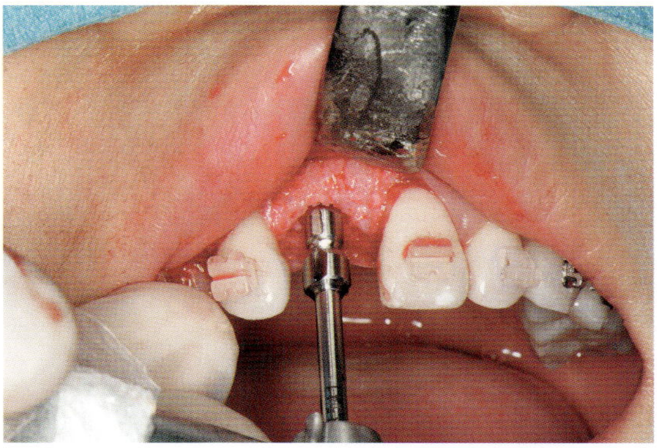

图 6-6 颈部成形钻成形

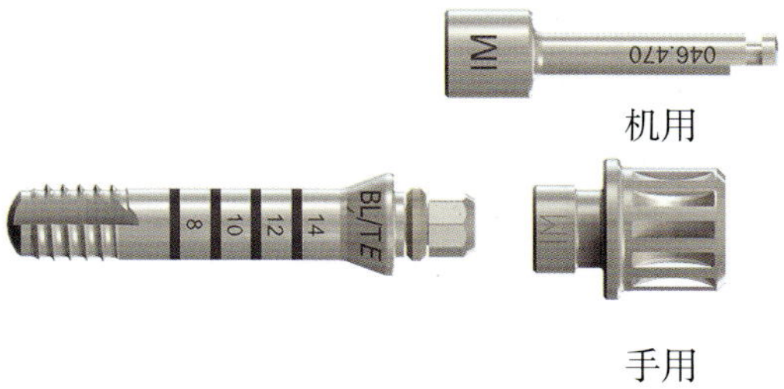

图 6-7 攻丝钻

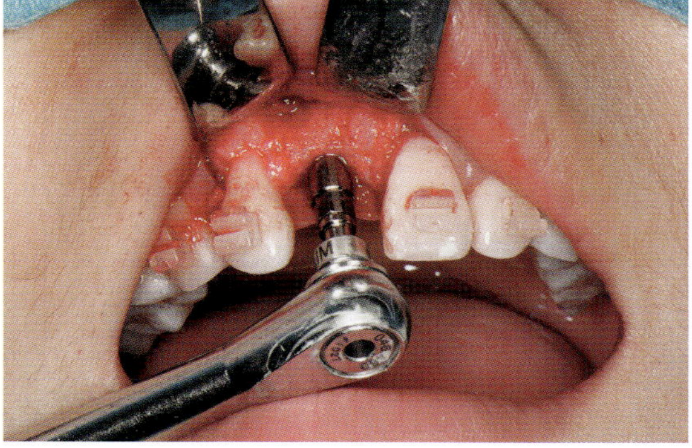

a

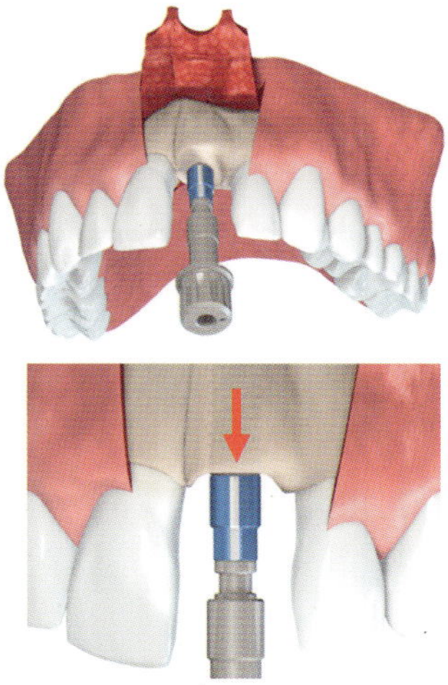

b

图 6-8

a. 种植体植入 b. 白色条束标记必须对准正前方

14. 种植体到位后，卸下种植体携带体（图 6-9a，b）。
15. 取出封闭螺丝，手动或机动拧到种植体上（图 6-10a，图 6-10b）。
16. 缝合黏膜，一般拉拢没困难（图 6-11）。

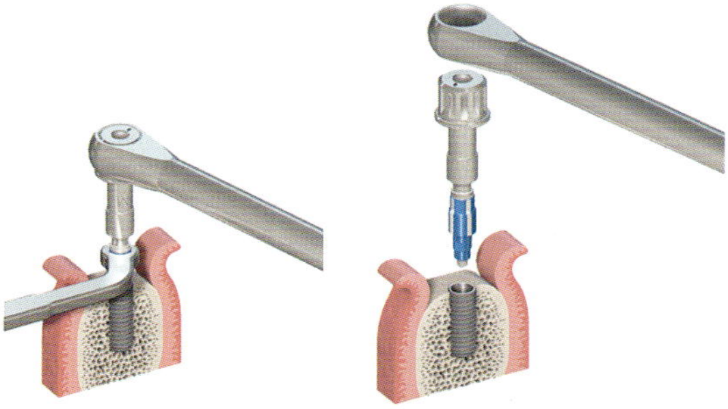

A　　B

图 6-9a　卸下种植体携带器

A. 把持器卡住携带器　B. 逆时针转动扳手卸下携带器

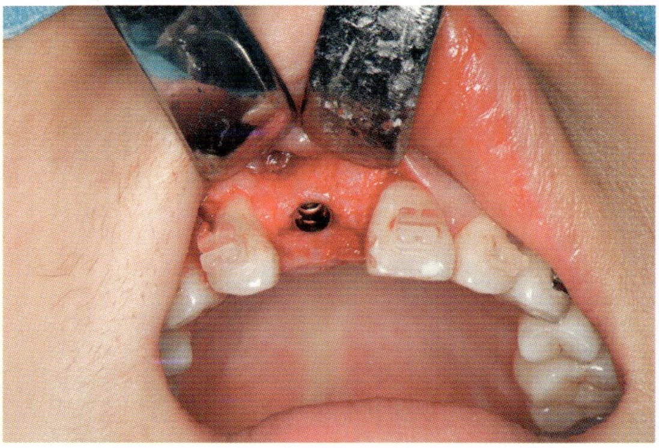

图 6-9b　卸下携带器后见种植体边缘略低于种植窝口

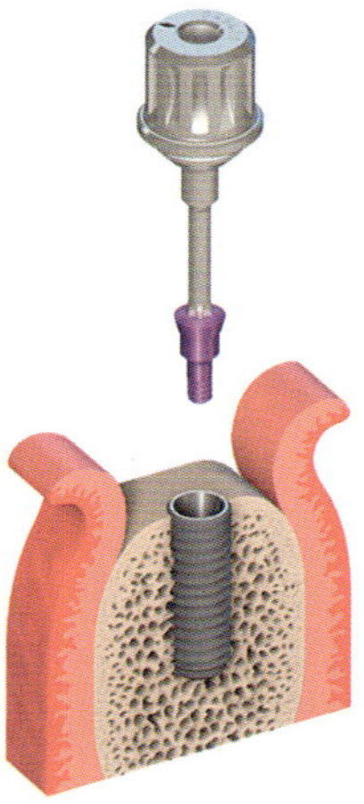

a

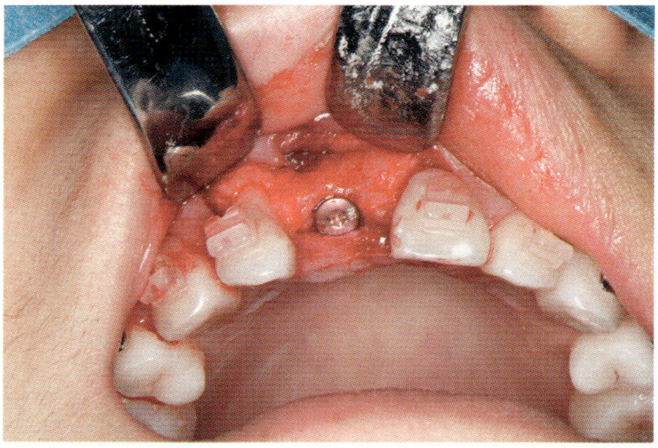

b

图 6-10

a. 旋入封闭螺丝的示意图　b. 旋入封闭螺丝的殆面观

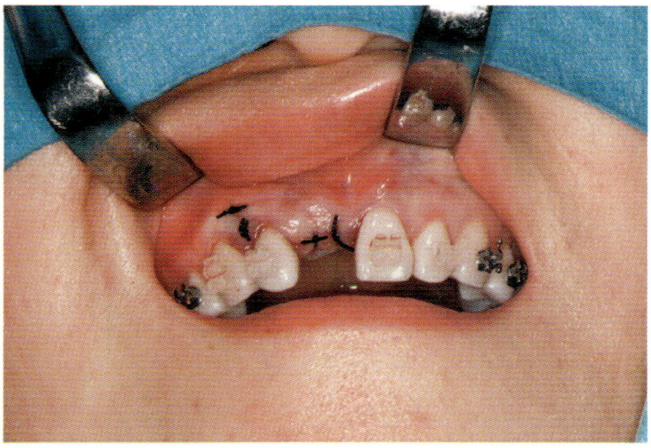

图 6-11　对位严密缝合黏膜

二、二期手术步骤

1. 二期手术一般在一期术后 2~3 个月后施行，不同的种植体表面处理方式，二期手术时间不一样。

2. 局部注射少许局麻药，用刀或环切刀在种植体顶端开一小孔，用专用螺丝刀，取出覆盖的封闭螺丝（图 6-12）。

3. 旋入愈合基台，如切口不大，可以不用缝合，2 周后取模修复（图 6-13）。

4. 在美学区也可使用个性化愈合基台，以达到理想的牙龈美学效果（图 6-14a，b）。

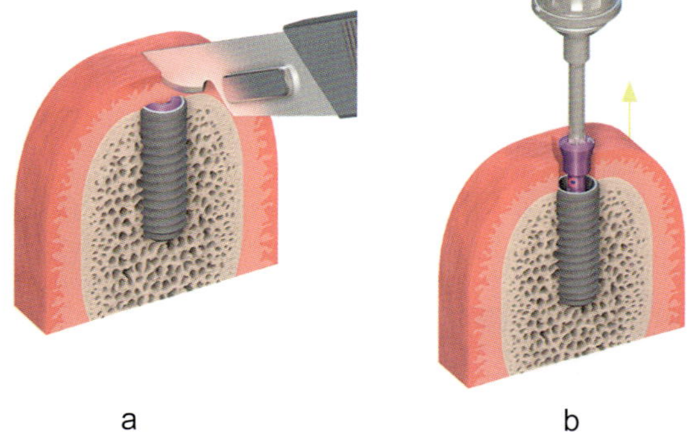

图 6-12 二期手术示意图

a. 在种植体顶端作 2~3cm 的切口 b. 用专用螺丝刀取出封闭螺丝

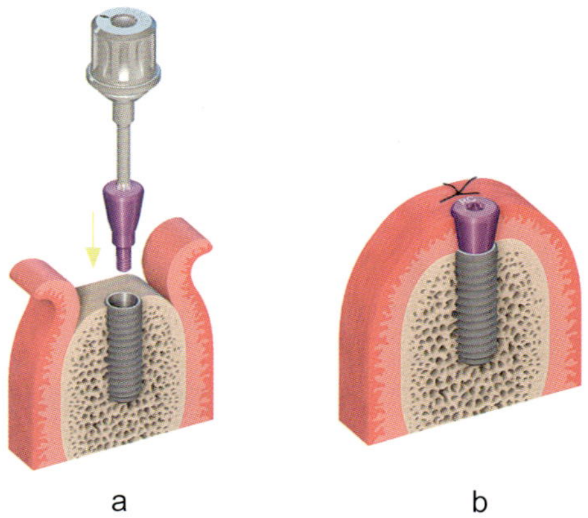

图 6-13 旋入愈合基台示意图

a. 旋入愈合基台 b. 缝合黏膜

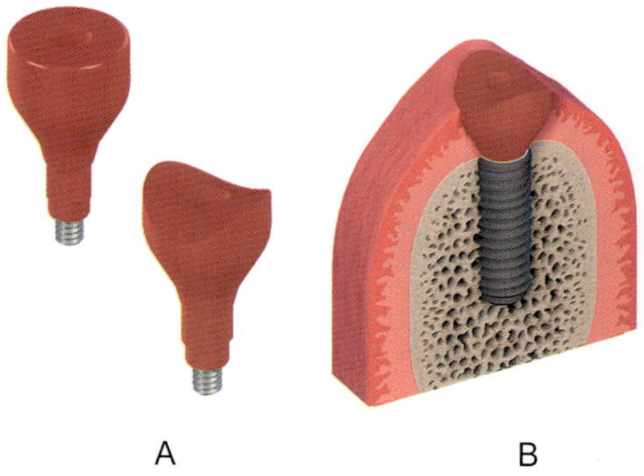

图 6-14a 个性化愈合基台

A. 个性化愈合基台 B. 个性化愈合基台植入情况

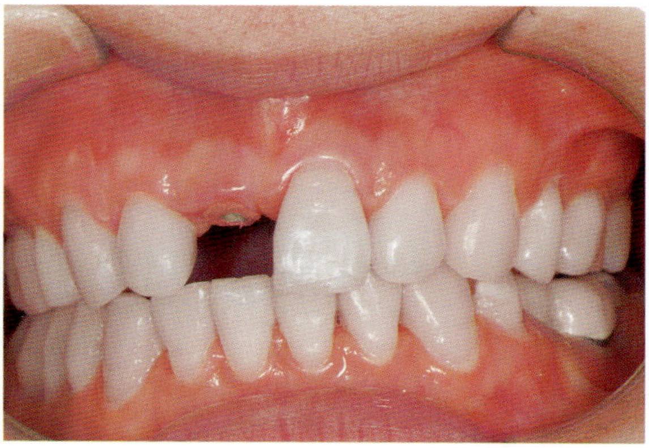

图 6-14b 个性化愈合基台口内情况

三、注 意 事 项

见第五章

第七章

口腔种植修复技术

一、印模前准备

（一）一般器械材料（图 7-1）

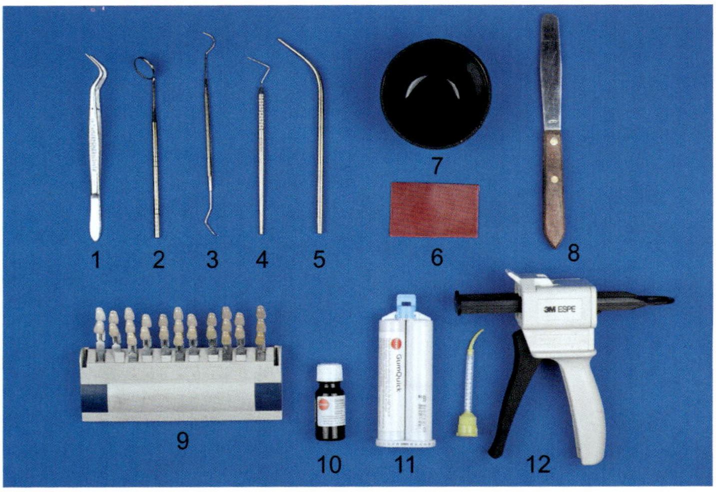

图 7-1　一般器械材料

1. 牙科镊　2. 口镜　3. 牙科探针　4. 牙周探针　5. 吸唾器　6. 蜡片　7. 橡皮碗　8. 调刀　9. 比色板　10. 分离剂　11. 人工牙龈材料　12. 人工牙龈注射枪

（二）印模材料

种植体修复用印模材料一般使用加成形硅橡胶或聚醚橡胶印模材料。加成形硅橡胶印模材料较为常用，它凝固后尺寸较稳定，精度高。常用的有 3M 或 DMG 等品牌加成形硅橡胶印模材（图 7-2）。聚醚橡胶印模材凝固时体积变化小，弹性及韧性好，模型准确性高；但其凝固后硬度较高，不适于制取倒凹大的印模。常用的有 3M 的聚醚橡胶（图 7-3）。对颌用印模材料可用普通的藻酸盐印模材料。

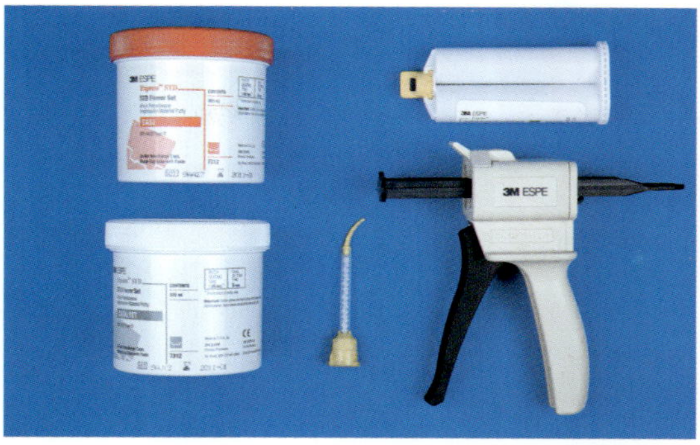

图7-2　加成形硅橡胶印模材料

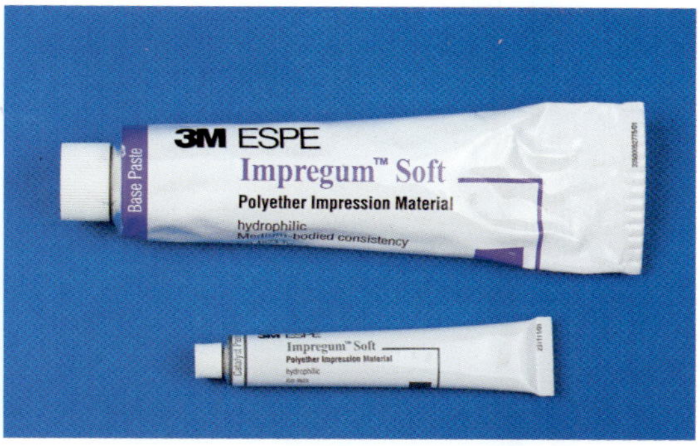

图 7-3　聚醚橡胶印模材料

（三）托盘

1. 封闭式印模托盘（非开窗式印模使用）（图 7-4）。

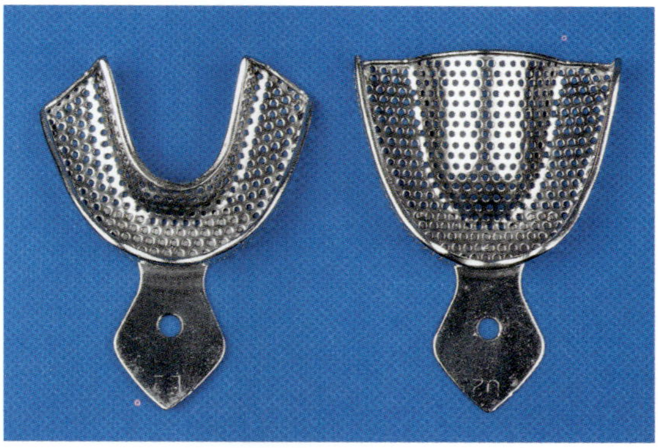
图 7-4　非开窗式印模用封闭式印模托盘

2. 可拆卸式印模托盘或自行制作个别托盘（开窗式印模使用）。个别托盘制作方法与修复用个别托盘相同，不同点是在托盘上与种植牙相对位置处用牙科磨头开窗（图 7-5）。取模时用适量红蜡片封住开窗处。

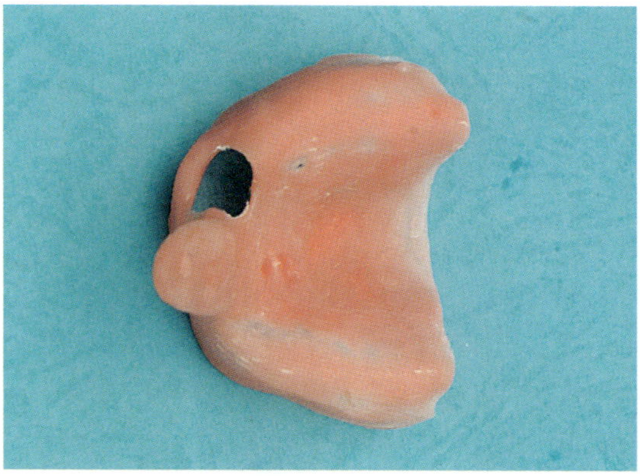
图 7-5　开窗式印模用个别托盘

（四）种植牙专用器械（图 7-6）

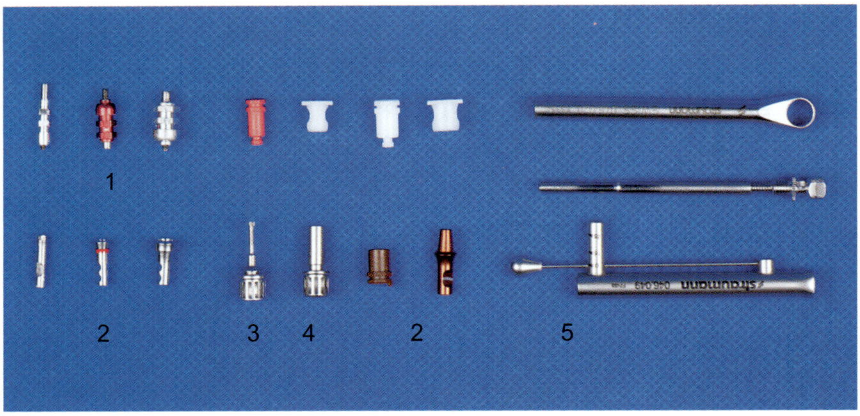

图 7-6　种植牙专用器械

1. 转移体和定位转移体　2. 替代体　3. 螺丝刀　4. 实心基台扳手　5. 扭矩控制器

二、穿龈种植体非开窗式印模技术

对非埋入式手术种植体，待植入种植体与骨达到愈合时间后，即可进行上部修复。对埋入式手术种植体，则需先进行二期手术（详见第六章），待二期手术后 2 周左右，种植体周围袖口形成即可进行上部修复印模。

种植修复印模制取根据所使用的托盘是否开窗可分为非开窗式和开窗式印模，下面以 Straumann 种植系统为例做介绍。

非开窗式印模指使用封闭式托盘和不带固定螺丝的转移体制取的印模。非开窗式印模所使用转移体带有弹性结构可直接卡紧在种植体或基台上，此方法适用于个别牙缺失的简单种植修复，所取印模精度低于开窗式印模。

下面分别以 Straumann 种植实心系统与八角系统为例介绍非开窗式印模。

（一）实心基台系统非开窗式印模技术

实心基台系统需根据病例情况如殆间距等进行选用，不同殆间距可选用不同高度基台，必要时可对基台进行调改。

1. 用牙科镊对种植体进行叩诊，听到叩诊清音则说明骨结合较好；同时摄 X 片检查种植体与骨结合情况（图 7-7，7-8）。

2. 用专用螺丝刀卸下种植体上的愈合螺帽，冲洗种植体顶端，清洁并吹干（图 7-9，7-10）。

3. 安装实心基台　按不同种植系统要求，根据缺牙区高度选择合适的实心基台，使用专用实心基台扳手将实心基台旋入种植体内，用棘轮扳手和扭矩控制器以 35N 的力矩锁紧基台（图 7-11，图 7-12）。

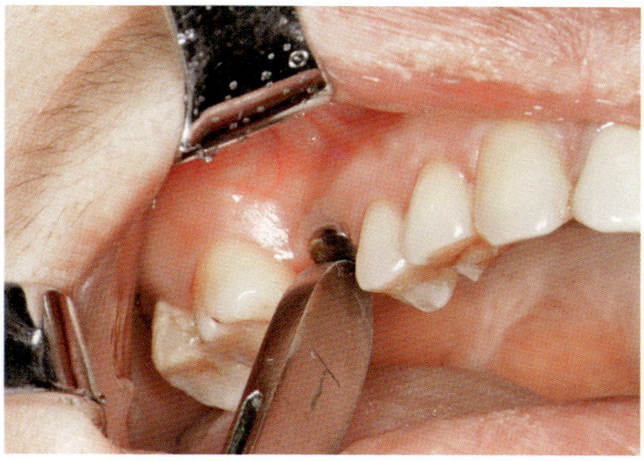

图 7-7 叩诊检查种植体

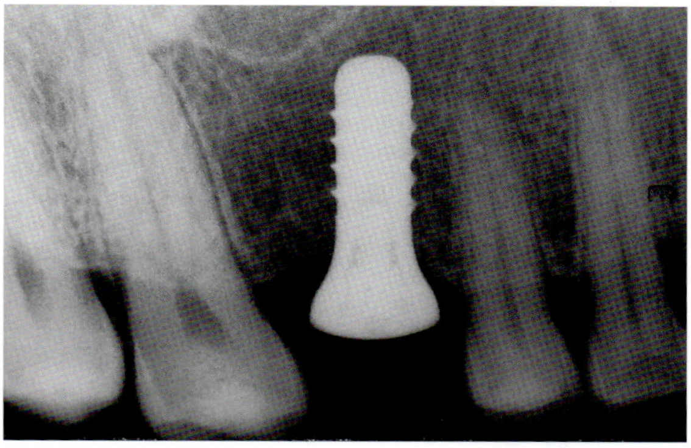

图 7-8 摄 X 片查看种植体骨结合情况

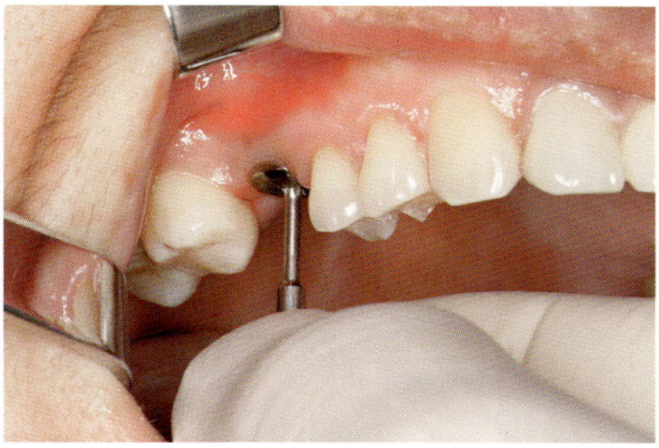

图 7-9 专用螺丝刀卸下愈合螺帽

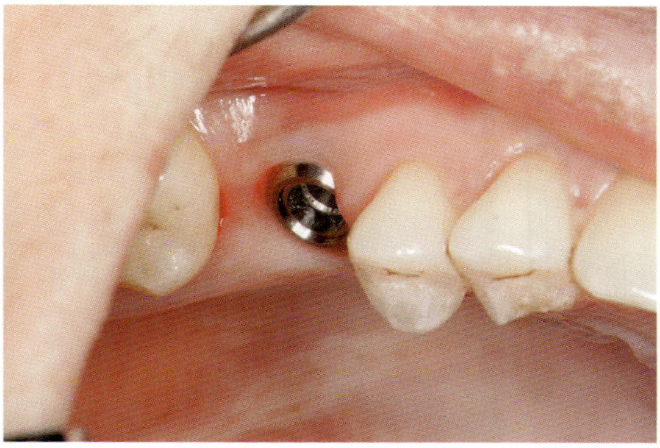

图 7-10 清洁吹干后的种植体顶部

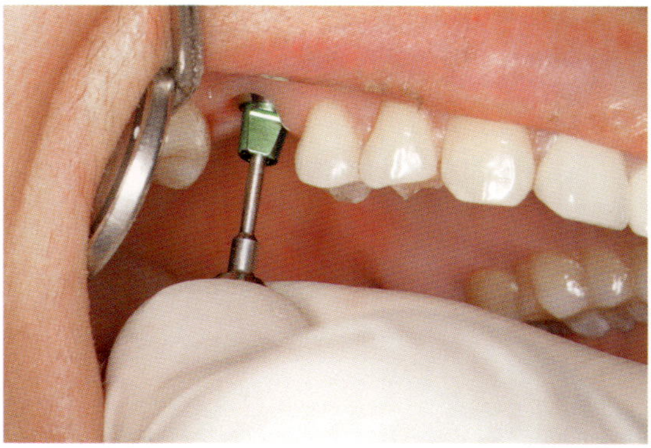

图 7-11 将实心基台旋入种植体内

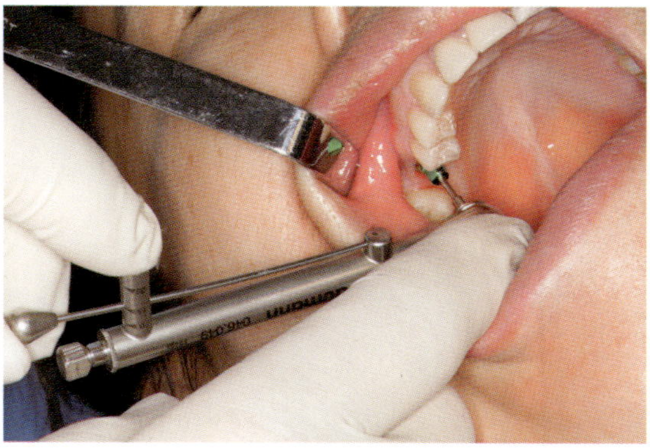

图 7-12 以 35N 的力矩锁紧实心基台

4. 安装印模帽与转移体 将与基台配套的印模帽和转移体分别安放到种植体及基台上，安放定位转移体时注意将其定位平面与基台抗旋转平面吻合（图 7-13，7-14）。

5. 制取印模 用注射枪将流动性较好的轻体硅橡胶印模材注射于基台的周围及附近邻牙，注射时避免产生气泡，将放有适量重体硅橡胶印模材的封闭式托盘小心放入口内取模（图 7-15，7-16）。

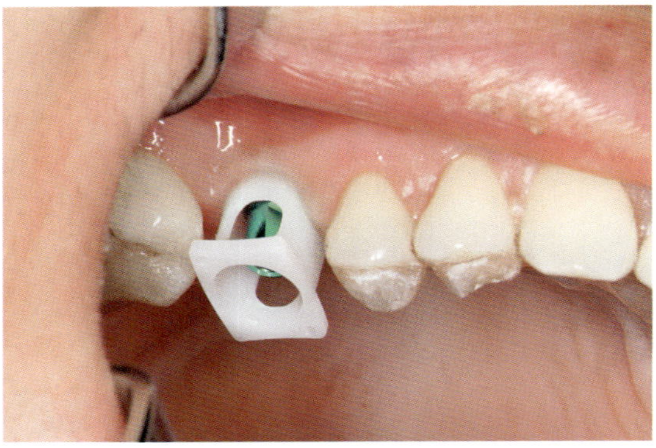
图 7-13　安放印模帽到种植体上

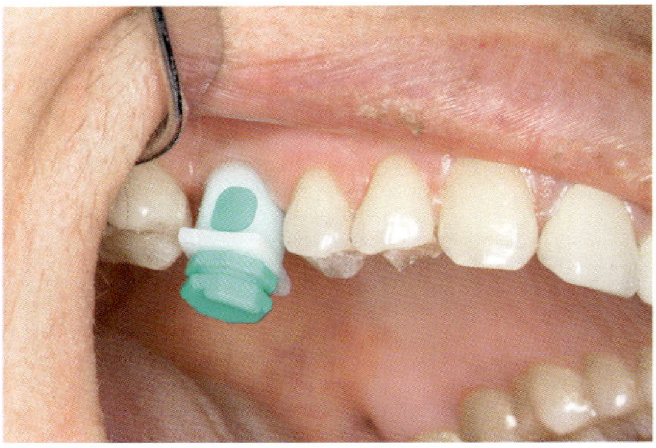
图 7-14　安放定位转移体

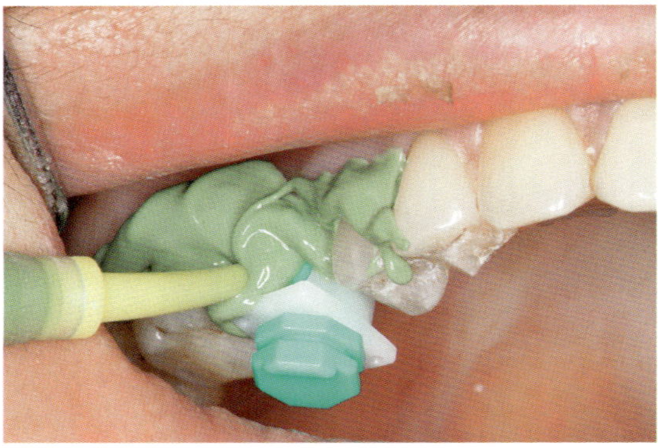
图 7-15　注射轻体硅橡胶印模材于基台的周围

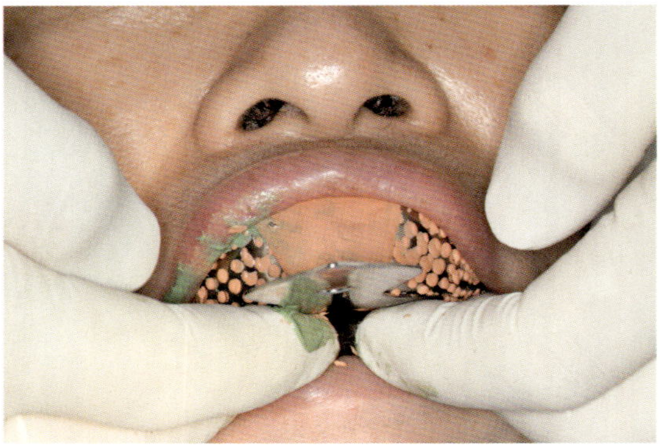
图 7-16　用放有重体硅橡胶印模材的封闭式托盘取模

6. 取出印模　待印模材硬固后，稍用力将托盘从口腔中取出，转移体被固定于印模中。检查印模是否完整，确认转移体无移位（图 7-17）。

7. 安装基台保护帽　用临时粘结剂（如 DMG 临时粘结剂）将基台保护帽粘结在基台上来维持种植体周围软组织形态并保护基台（也可以用临时修复体修复）（图 7-18）。

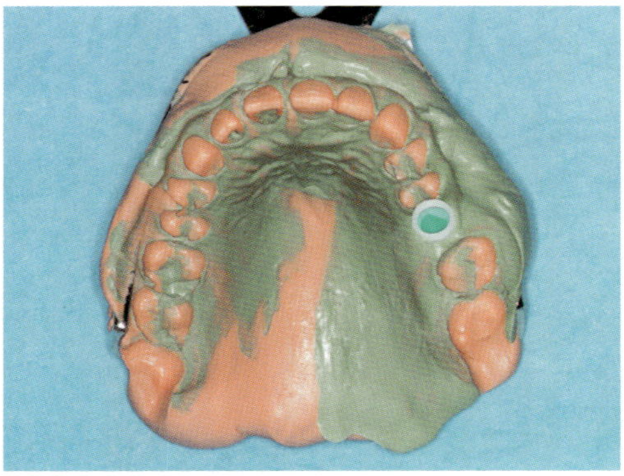
图 7-17　取出印模并检查印模是否完整

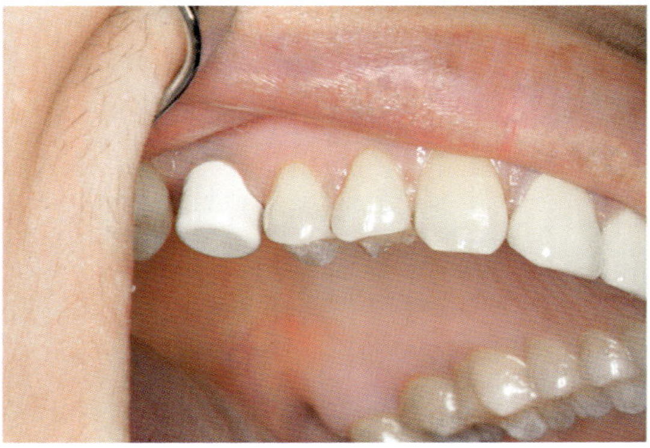
图 7-18　戴入基台保护帽

8. 制取对颌印模　用藻酸盐印模材料制取对颌印模,待印模材料硬固后取出(图 7-19)。

9. 比色　使用比色板参照邻牙及对侧同名牙进行比色（图 7-20）。

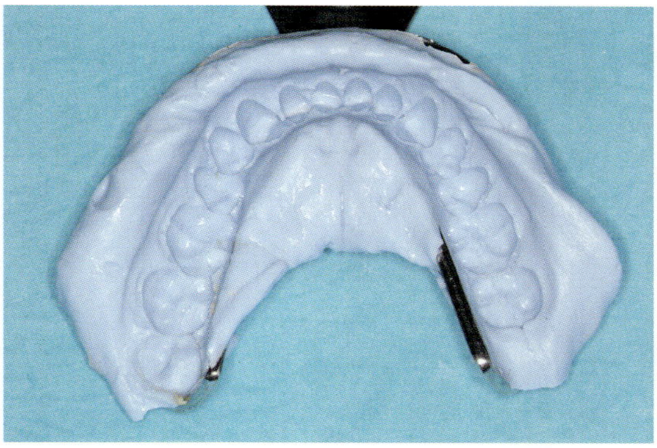

图 7-19　制取对颌印模并取出印模

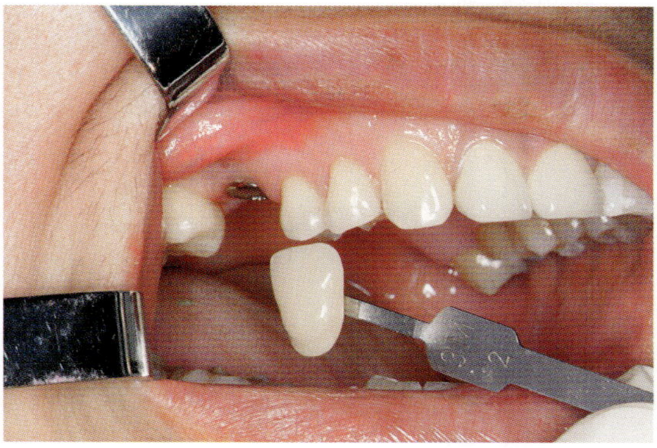

图 7-20　用比色板进行比色

10. 安放替代体　将对应的替代体卡入转移体内，安装时两者间不能留间隙，同时需注意用力不得过大防止转移体移位。注意相对应的替代体与基台及定位转移体的型号一致（图 7-21）。

11. 涂抹分离剂　在转移体与替代体接缝处涂抹专用分离剂，以便人工牙龈硬固后容易与转移体与替代体分开（图 7-22）。

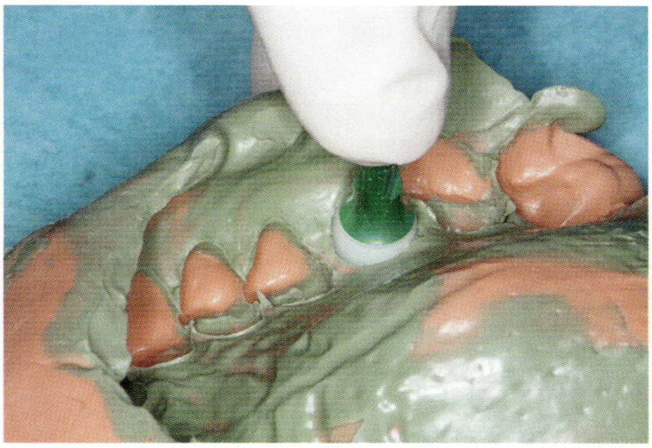

图 7-21　安放替代体

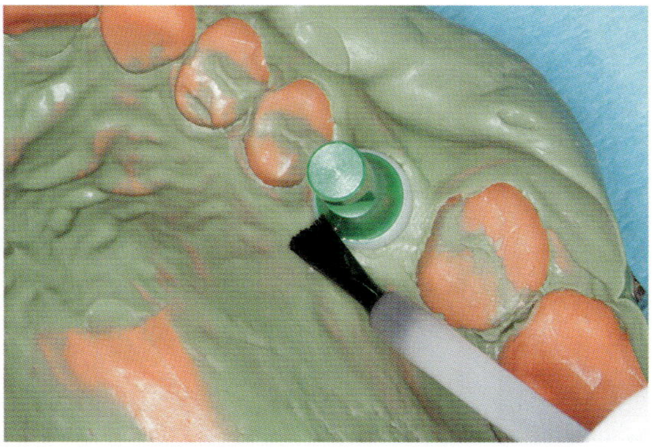

图 7-22　涂抹分离剂

12. 注射人工牙龈　人工牙龈用于模拟替代体周围的牙龈组织，能准确反映种植体颈部周围牙龈组织的形态和位置，它由黏度较高的硅橡胶类材料制作。待分离剂干燥后在替代体周围注射专用人工牙龈材料，一般注射高度需高出两者接缝处 2mm 左右。近远中以邻牙为界，唇舌向覆盖牙槽嵴顶区，边缘形成一定厚度（图 7-23）。

13. 待人工牙龈硬固后选用超硬石膏灌注工作模型（图 7-24）。

14. 脱模　待石膏硬固后将工作模型及对颌模型从托盘中脱出，同时检查模型质量（图 7-25a，b）。

15. 义齿制作　按种植系统要求选配气化帽等配件，填写设计单并送往技工所制作。

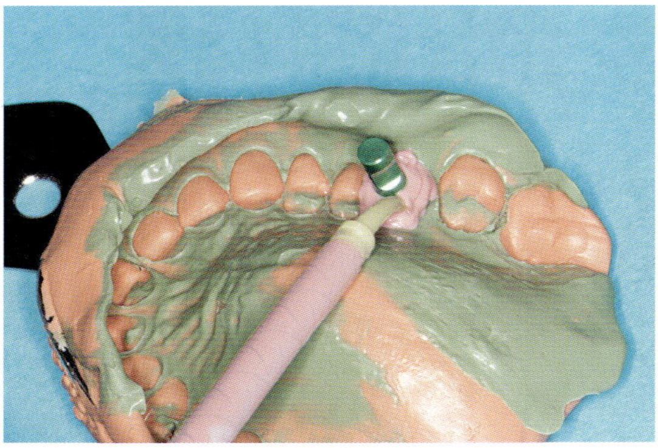

图 7-23　注射人工牙龈

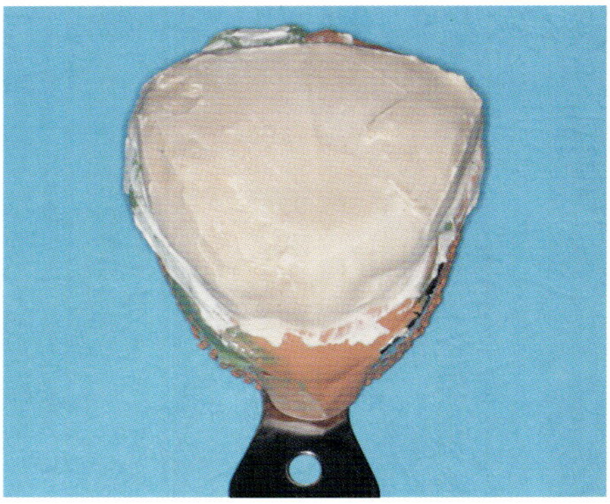

图 7-24　用超硬石膏灌注模型

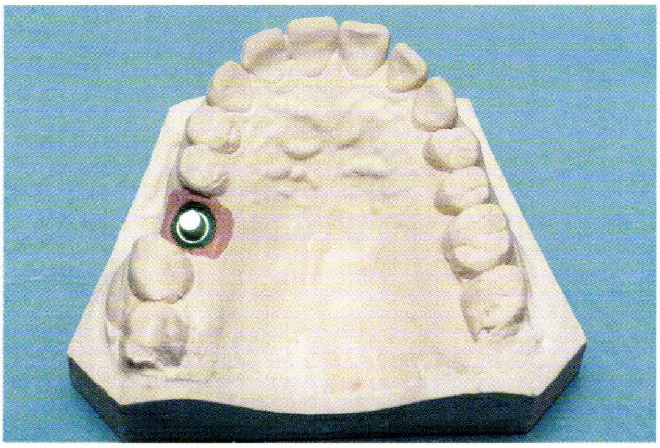

a

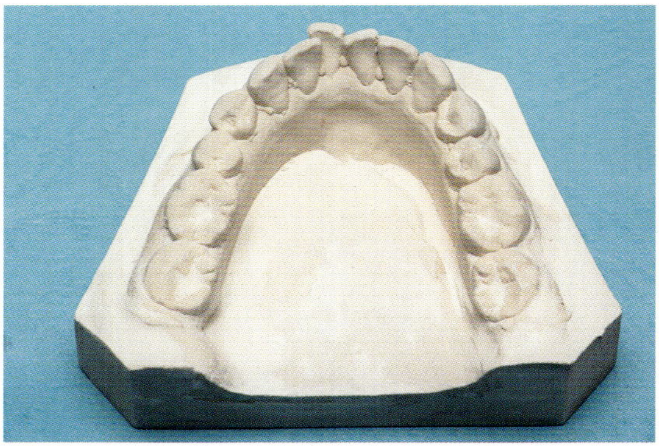

b

图 7-25　脱出模型并检查模型质量

（二）八角基台系统非开窗式印模技术

1. 用牙科镊对种植体进行叩诊，听到叩诊清音则说明骨结合较好；同时摄 X 片检查种植体与骨结合情况（图 7-26，7-27）。

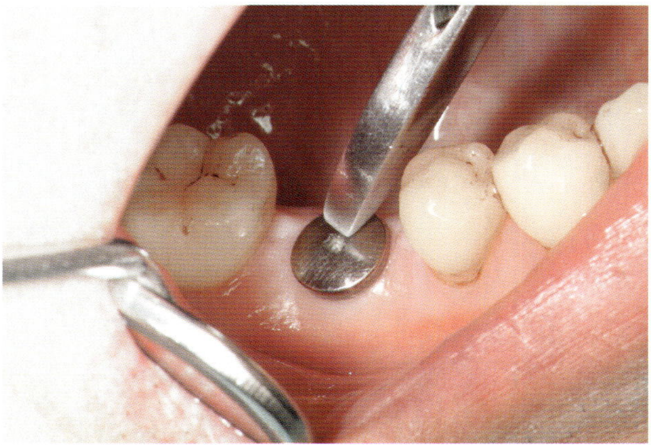

图 7-26　叩诊检查种植体

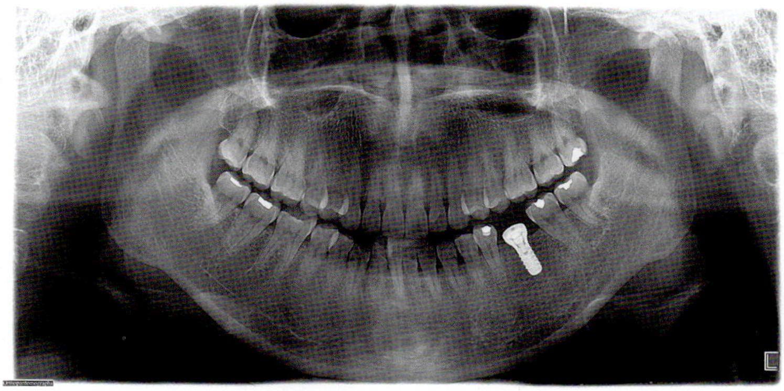

图 7-27 摄 X 片查看种植体与骨结合情况

2. 用专用螺丝刀卸下种植体上的愈合螺帽，冲洗种植体顶端，清洁并吹干（图 7-28）。

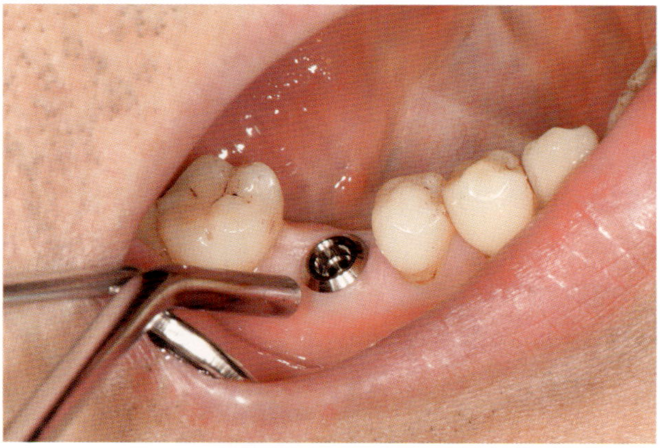

图 7-28 专用螺丝刀卸下愈合螺帽

3. 安放印模帽与转移体 将与基台配套的印模帽和转移体分别安放到基台上，安放转移体时注意将其八角结构与种植体内八角对应卡紧。同时注意转移体型号要与所选基台一致（图 7-29，7-30）。

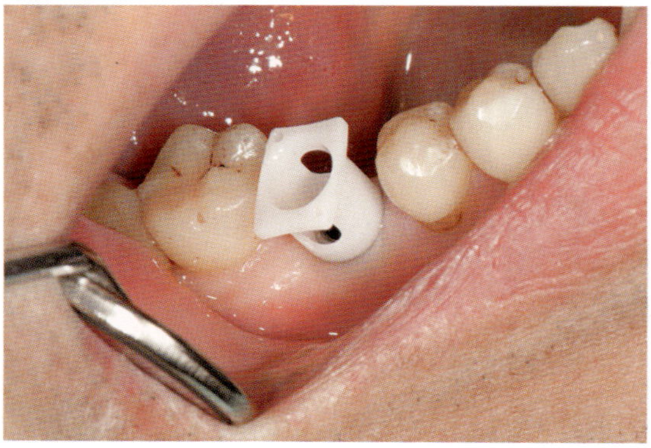

图 7-29 安放印模帽到种植体上

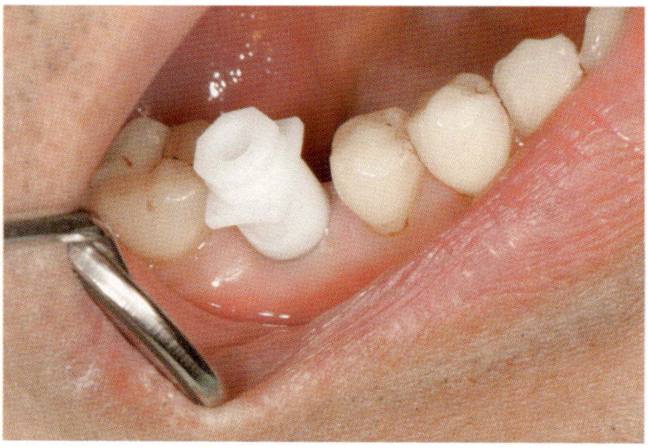

图 7-30 安放定位转移帽

4. 制取印模　用注射枪将流动性较好的轻体硅橡胶印模材注射于基台的周围，注射时避免产生气泡，将放有适量重体硅橡胶印模材的封闭式托盘小心放入口内取模（图 7-31，7-32）。

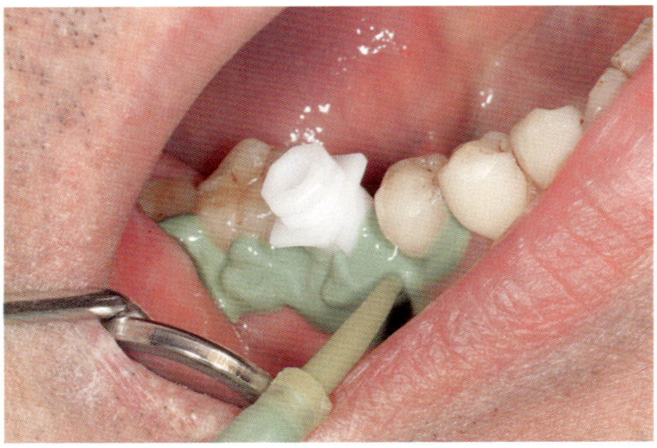
图 7-31　注射轻体硅橡胶印模材于基台的周围

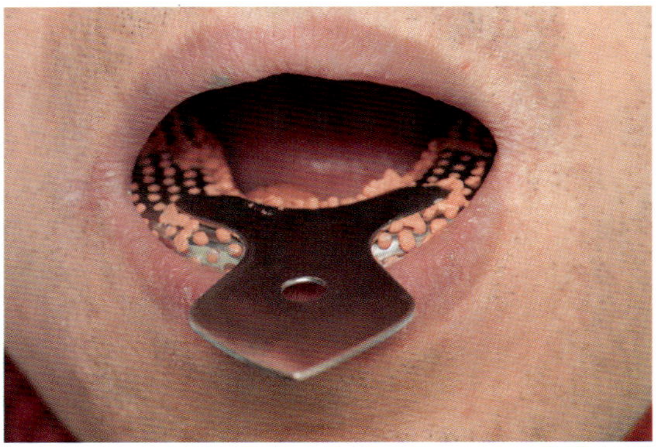
图 7-32　用放有重体硅橡胶印模材的封闭式托盘取模

5. 取出印模　待印模材硬固后，稍用力将托盘从口腔中取出，转移体被固定于印模中。检查印模是否完整，确认转移体无移位（图 7-33）。

6. 清洁并吹干暴露的种植体顶端，用专用螺丝刀将愈合螺帽装回种植体（图 7-34）。

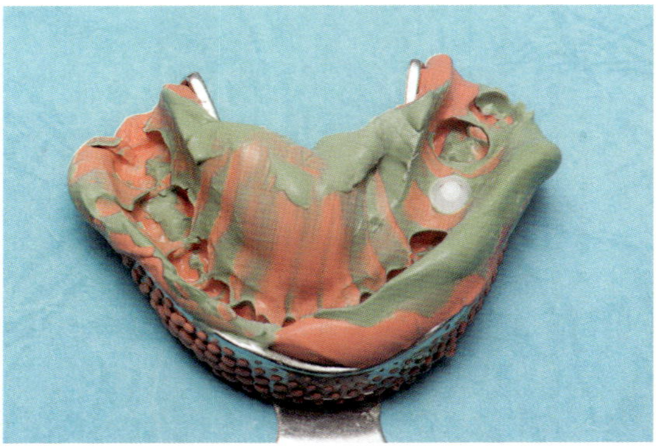
图 7-33　取出印模并检查印模是否完整

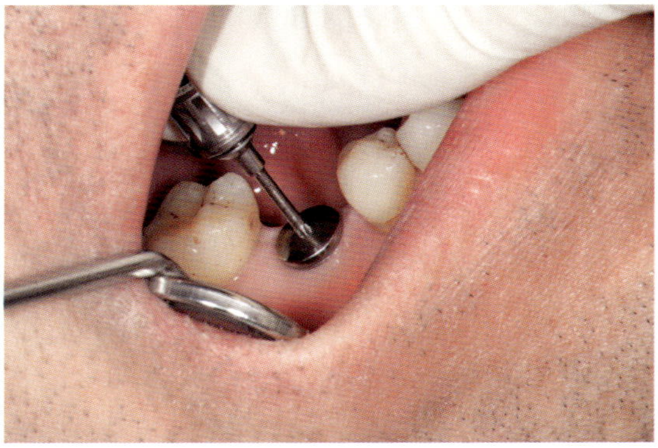
图 7-34　重新安放愈合螺帽

7. 制取对颌印模　用藻酸盐印模材料制取对颌印模，待印模材料硬固后取出（图 7-35）。

8. 比色　使用比色板参照邻牙及对侧同名牙进行比色（图 7-36）。

9. 安装替代体　将对应的替代体卡入转移体内，安装时两者间不能留间隙，同时需注意不得用力过大防止转移体移位（图 7-37）。

10. 涂抹分离剂　在转移体与替代体周围印模处涂抹专用分离剂，以便人工牙龈硬固后容易与周围组织分开（图 7-38）。

11. 注射人工牙龈　待分离剂干燥后在替代体周围注射专用人工牙龈材料，一般注射高度需高出两者接缝处 2mm 左右。近远中以邻牙为界，唇舌向覆盖牙槽嵴顶区，边缘形成一定厚度（图 7-39）。

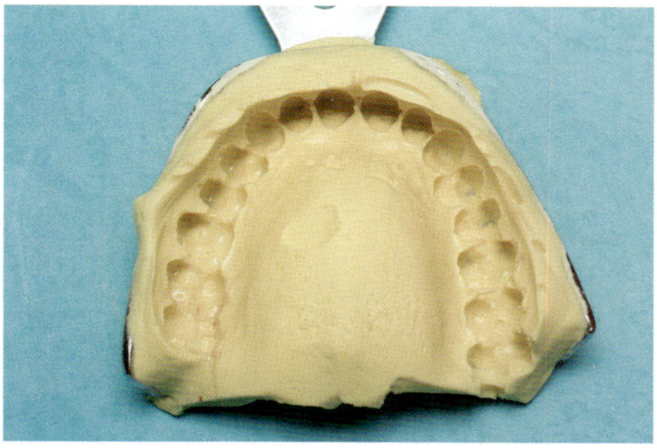

图 7-35　制取对颌印模并取出印模

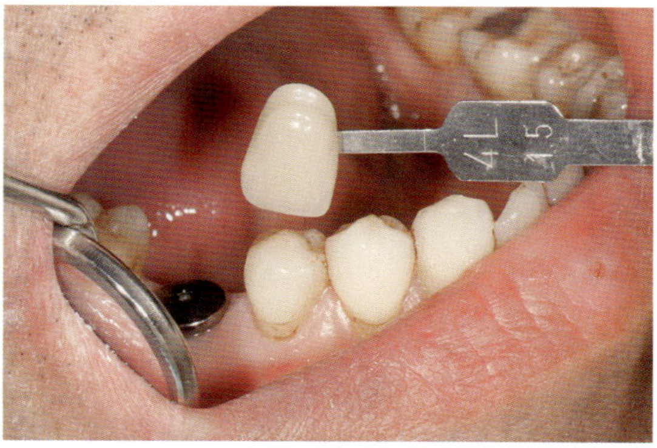

图 7-36　用比色板进行比色

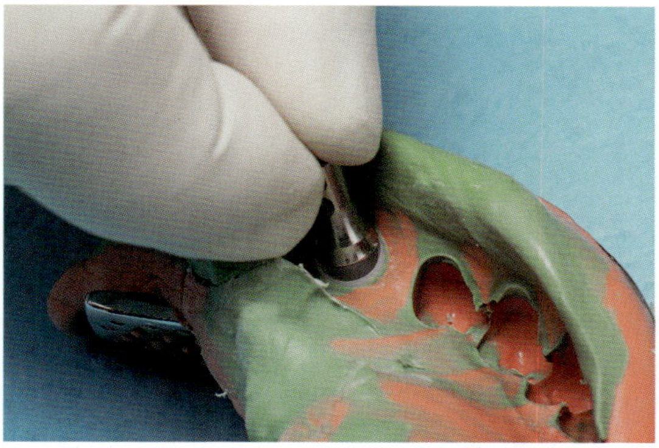

图 7-37　小心安放替代体

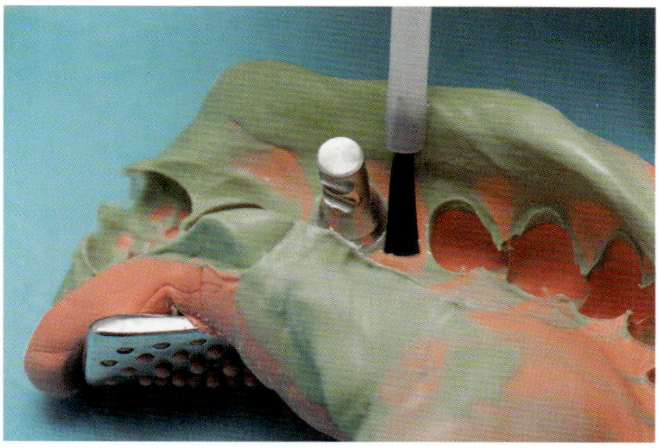

图 7-38　涂抹分离剂

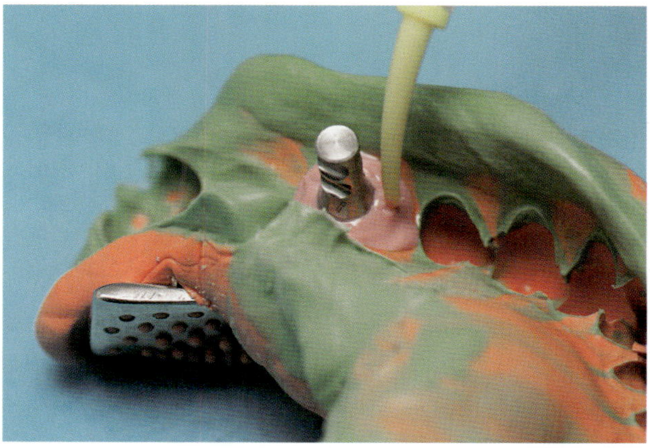

图 7-39　注射人工牙龈

12. 待人工牙龈硬固后选用超硬石膏灌注工作模型（图 7-40）。

13. 脱模　待石膏硬固后将工作模型及对颌模型从托盘中脱出，同时检查模型质量（图 7-41）。

14. 基台选择及设计　使用种植体基台设计套装对基台进行选择，并按设计要求选配固位螺丝及汽化帽等配件（此步骤也可由技工完成）（图 7-42）。

15. 义齿制作　填写设计单并送往技工所制作。

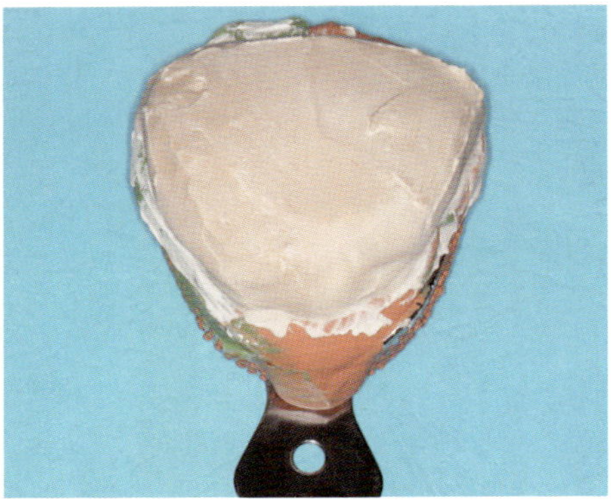

图 7-40 超硬石膏灌注工作模型

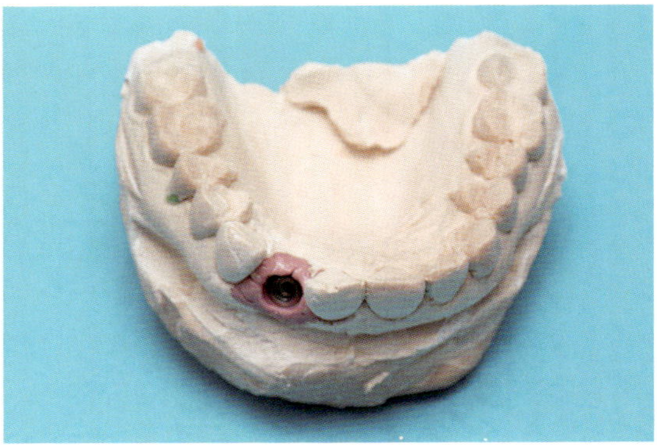

图 7-41 脱出模型并检查模型质量

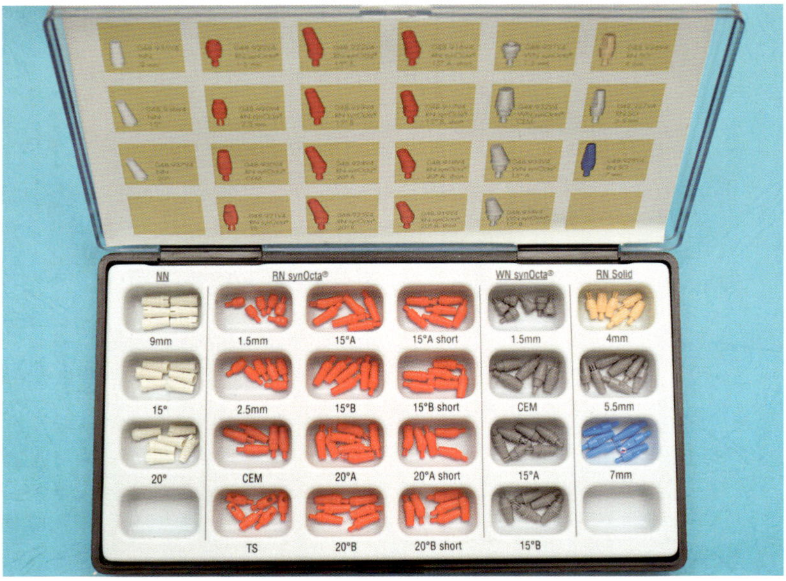

图 7-42 种植体基台设计套装

三、穿龈种植体开窗式印模

开窗式印模指使用开窗的托盘和中央带有固定螺丝的转移体制取的印模。开窗式印模在多颗牙缺失时使用较多，与非开窗式印模方法相比，它的精确度更高，但在磨牙区操作较困难。具体步骤如下：

1. 用牙科镊对种植体进行叩诊，听到叩诊清音则说明骨结合较好（图 7-43；同时摄 X 片检查种植体与骨结合情况（图 7-44）。

2. 用专用螺丝刀卸下种植体上的愈合螺帽，冲洗种植体顶端，清洁并吹干（图 7-45）。

3. 安装转移体　用螺丝刀将与基台配套的转移体固定在基台上，安装转移体时注意将其八角结构与种植体内八角对应卡紧（图 7-46）。

4. 制取印模　用注射枪将流动性较好的轻体硅橡胶印模材料注射于基台的周围，注射时避免产生气泡（图 7-47）。

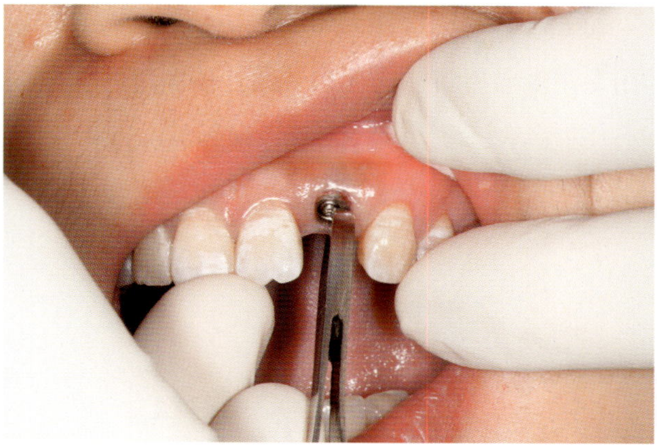

图 7-43 叩诊检查种植体

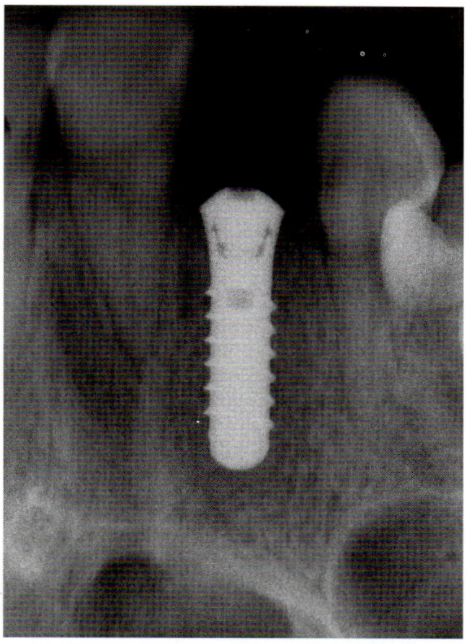

图 7-44 摄 X 片查看种植体与骨结合情况

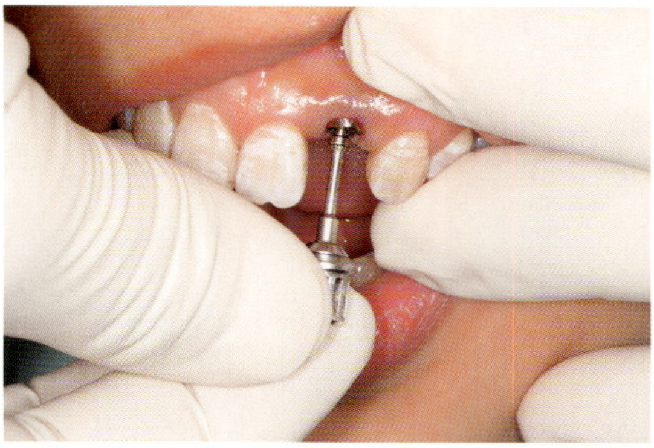

图 7-45 专用螺丝刀卸下愈合螺帽

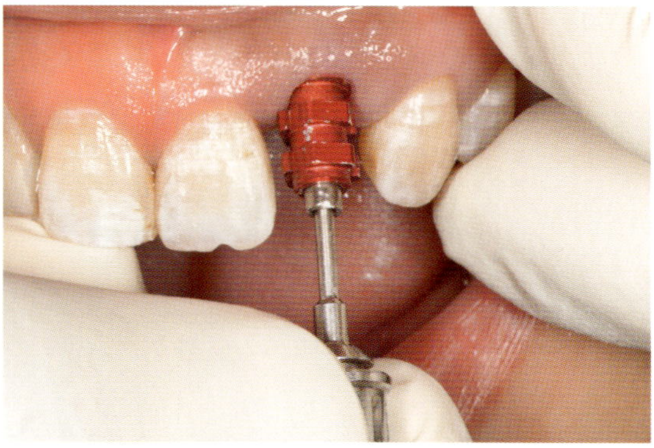

图 7-46 安装转移体

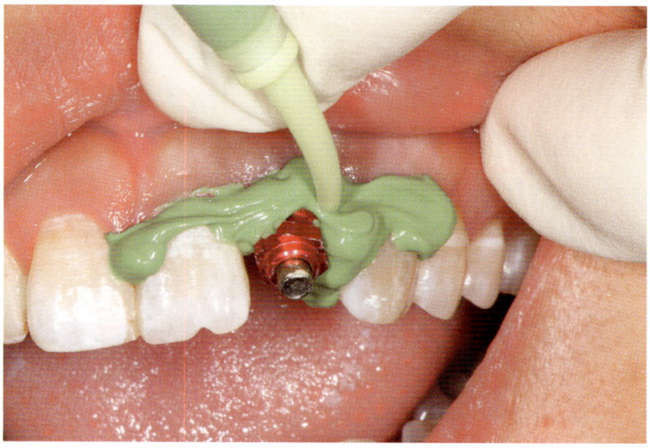

图 7-47 注射轻体硅橡胶印模材于基台的周围

5. 然后将放有适量重体硅橡胶印模材的开窗式托盘小心放入口内取模。托盘放入后确保转移体的固定螺丝从开窗处穿出（图 7-48）。

6. 取出印模　待印模材硬固后，用螺丝刀拧松固定螺丝使其完全脱位后将托盘从口腔中取出，转移体连同固定螺丝一起被固定于印模中。检查印模是否完整，确认转移体无移位（图 7-49，图 7-50）。

7. 清洁并吹干暴露的种植体顶端，用专用螺丝刀将愈合螺帽装回种植体（图 7-51）。

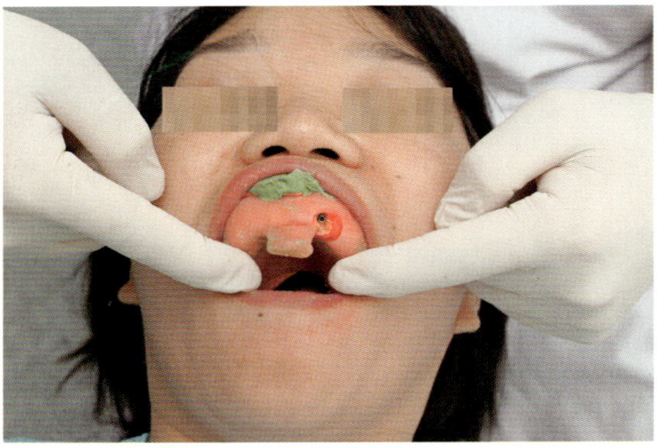

图 7-48　用放有重体硅橡胶印模材的封闭式托盘取模

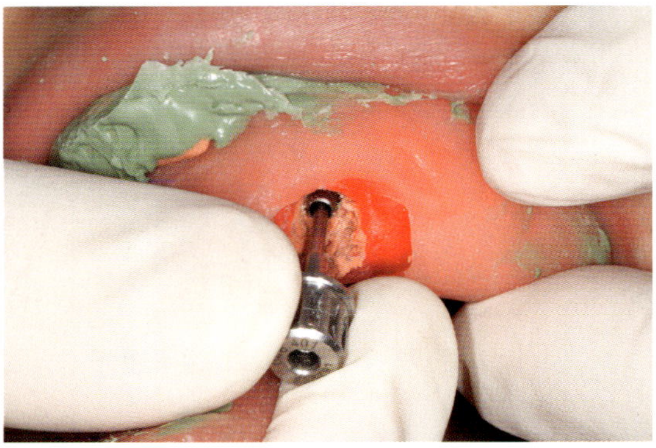

图 7-49　用螺丝刀拧松固定螺丝

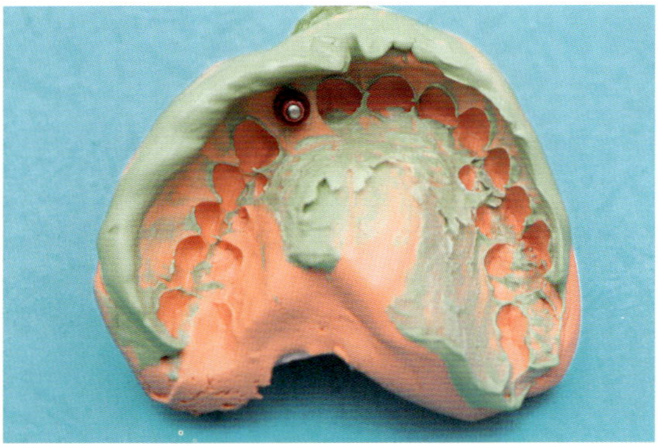

图 7-50　取出印模并检查印模是否完整

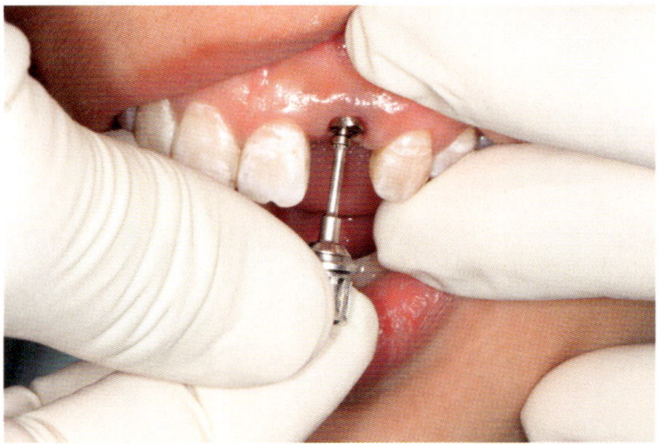

图 7-51　重新安放愈合螺帽

8. 制取对颌印模　用藻酸盐印模材料制取对颌印模，待印模材料硬固后取出（图 7-52）。

9. 比色　使用比色板参照邻牙及对侧同名牙进行比色（图 7-53）。

10. 安装替代体　使用专用螺丝刀将对应替代体安装于转移体内，注意安装时两者间不能留间隙，同时需注意用力不得过大防止转移体移位（图 7-54）。

11. 涂抹分离剂　在转移体与替代体接缝处涂抹专用分离剂，以便人工牙龈硬固后容易与转移体与替代体分开（图 7-55）。

12. 注射人工牙龈　待分离剂干燥后在替代体周围注射专用人工牙龈材料，一般注射高度需高出两者接缝处 2mm 左右。近远中以邻牙为界，唇舌向覆盖牙槽嵴顶区，边缘形成一定厚度（图 7-56）。

13. 待人工牙龈硬固后选用超硬石膏灌注工作模型及对颌模型（图 7-57）。

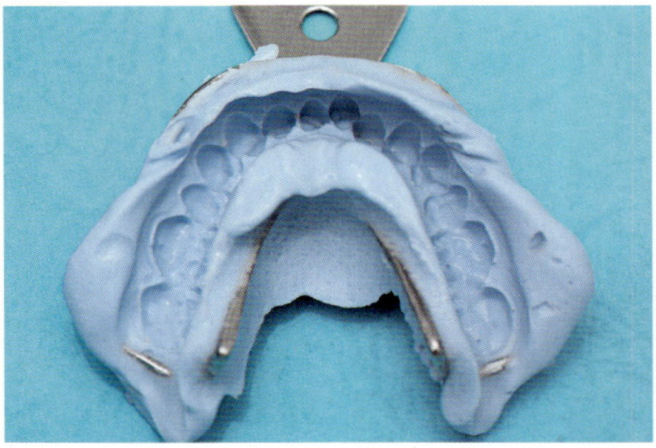

图 7-52　制取对颌印模并取出

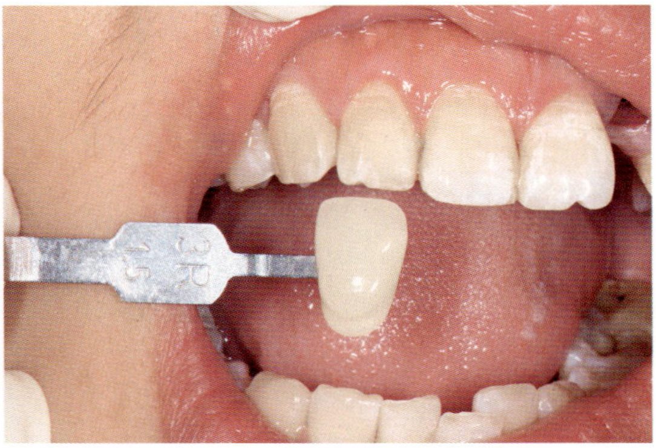

图 7-53　用比色板比色

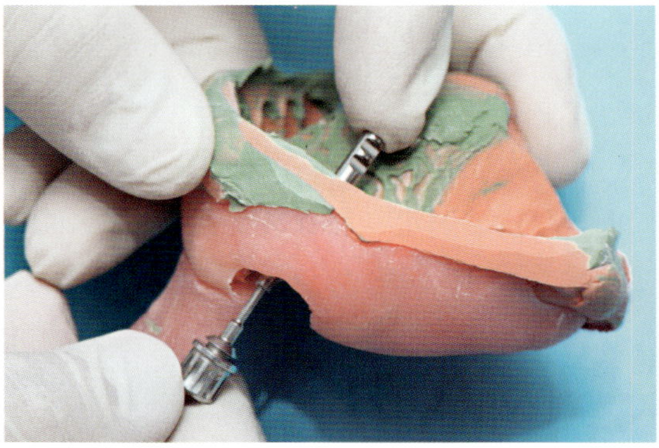

图 7-54　安装替代体

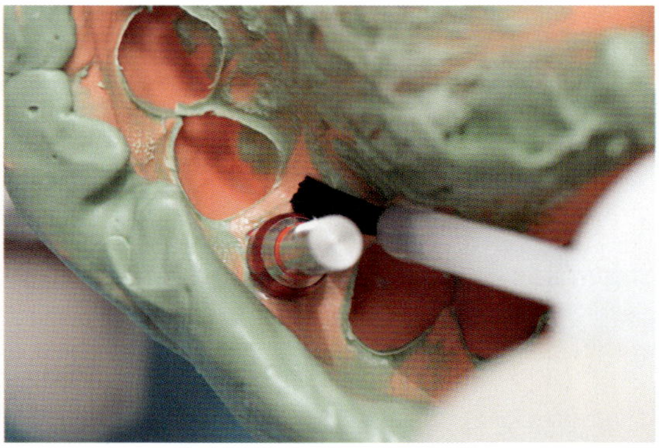

图 7-55　涂抹分离剂

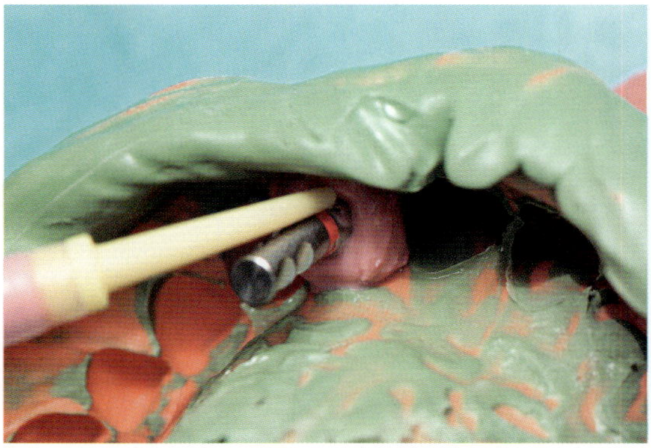

图 7-56　注射人工牙龈

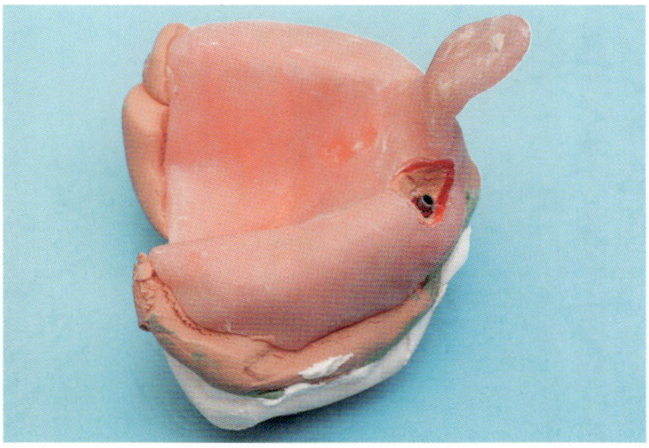

图 7-57　用超硬石膏灌注模型

14. 待石膏硬固后使用螺丝刀拧松固定螺丝使其完全脱位后将模型从托盘中脱出。同时将对颌模型脱出（图 7-58）。

15. 基台选择及设计　使用种植体基台设计套装对基台进行选择，并按设计要求选配固位螺丝及气化帽等配件（此步骤也可由技工完成）。

16. 义齿制作　填写设计单并送往技工所制作。

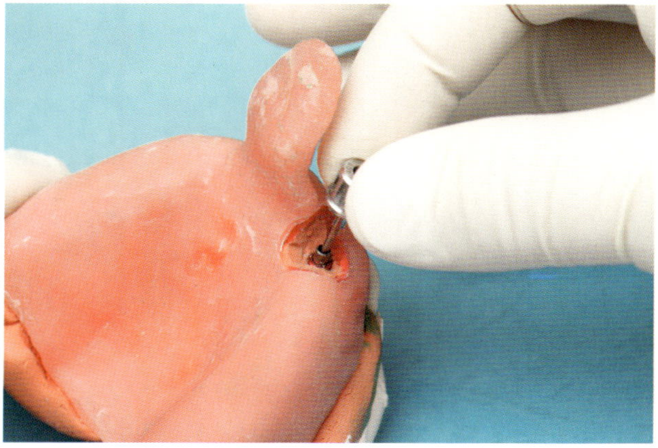

图 7-58 用螺丝刀拧松固定螺丝后脱模

四、固定修复体的安装

按最终固位形式的不同，种植固定修复体可分为粘结固定和螺丝固定两种，下面以 Straumann 种植系统为例分别介绍。

（一）粘结固位种植体支持的固定修复体

1. 修复体戴入前器械材料准备（图 7-59）。

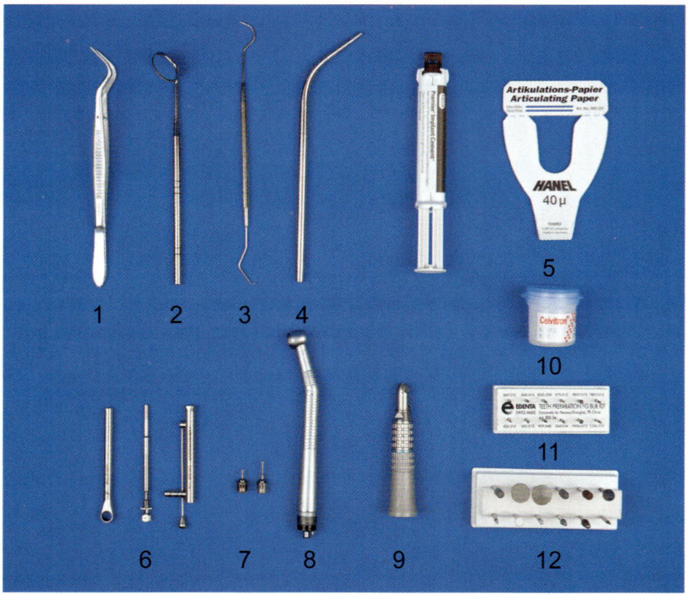

图 7-59 种植戴牙前器械材料准备

1. 牙科镊 2. 口镜 3. 牙科探针 4. 吸唾器 5. 咬合纸 6. 专用扭矩扳手 7. 专用螺丝刀 8. 牙科快速手机 9. 牙科直机 10. 暂封材料 11. 牙科磨头 12. 牙科车针

2. 检查制作完成的修复体，重点关注边缘密合度、牙冠形态、咬合关系、邻接关系等（图 7-60）。

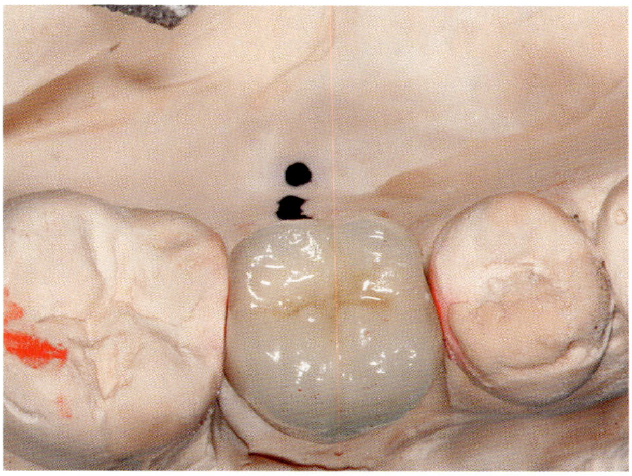

图 7-60　检查制作完成的修复体

3. 卸下愈合螺丝或临时修复体，将基台安放于种植体之上并用指力拧紧螺丝（安装基台必要时可使用由技工制作的基台转移指示）（图 7-61，7-62）。

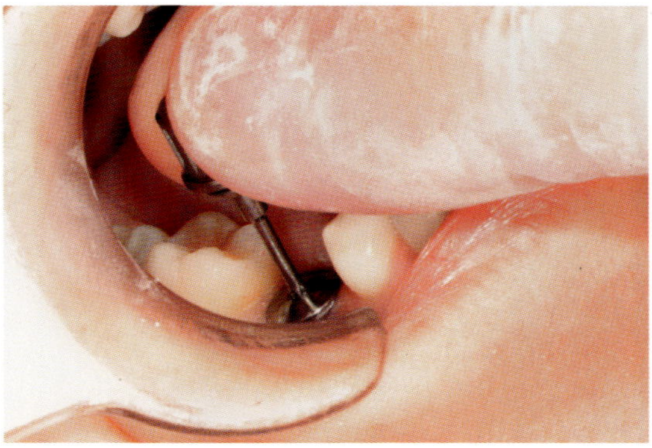

图 7-61　卸下愈合螺丝

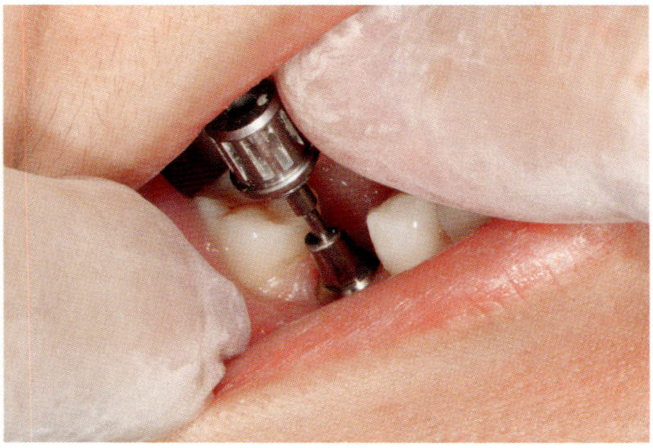

图 7-62　安放基台于种植体上

4. 试戴修复体并使其达到完全就位。调整近远中接触点，使牙线能通过接触区但有明显阻力。检查咬合关系，使正中𬌗时与对𬌗牙形成约 0.03mm 的间隙，无早接触及𬌗干扰（图 7-63）。

5. 临床证实修复体完全就位后，取下修复体，使用专用螺丝刀及专用扭矩扳手以 35N 的力拧紧基台。在使用 35N 的力时需特别注意，叮嘱患者有不适立刻告知医生以便马上停止操作，以免破坏骨结合（图 7-64）

6. 在螺孔内放置少量棉花加暂封材料或牙胶条以留下再次进入通道（图 7-65）。

7. 使用粘结剂粘固修复体，粘结剂可选用树脂类或水门汀类（图 7-66）。

8. 待粘固剂硬固后去除多余粘固剂，再次检查咬合关系并告知患者注意事项（图 7-67）。

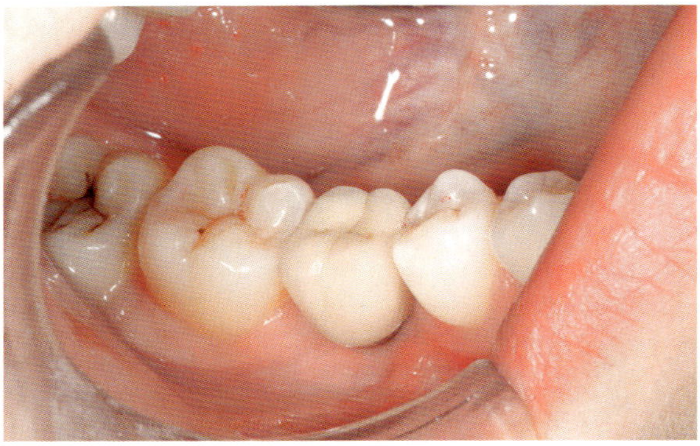

图 7-63　试戴并调整修复体使其就位

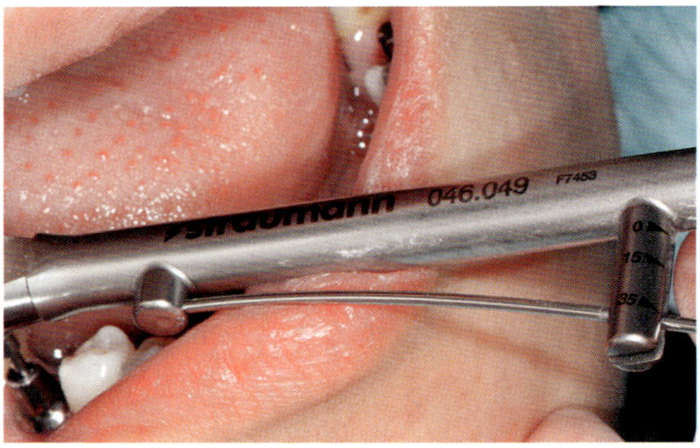

图 7-64　以 35N 力上紧基台

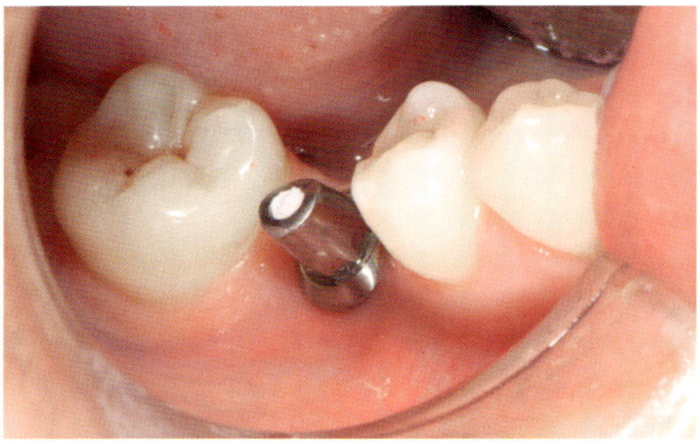

图 7-65　在螺孔内放置少量棉花或牙胶条

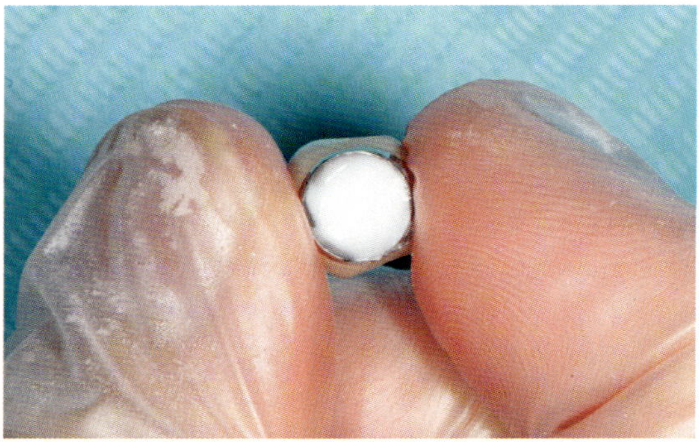

图 7-66　用粘结剂粘固修复体

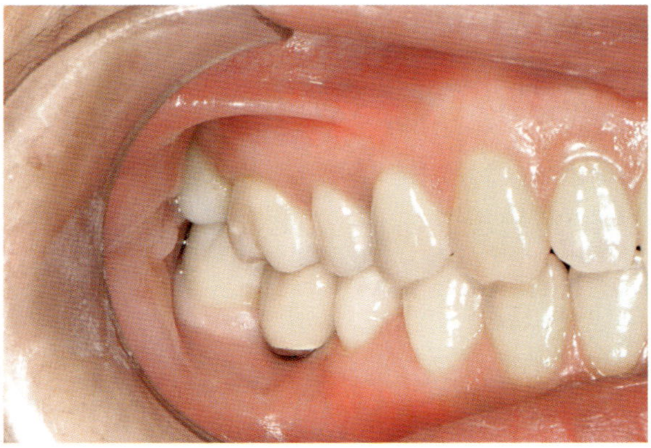

图 7-67　去除多余粘固剂并再次检查咬合关系

（二）螺丝固位种植体支持的固定修复体

1. 检查制作完成的修复体，重点关注边缘密合度、牙冠形态、咬合关系、邻接关系等（图 7-68）。

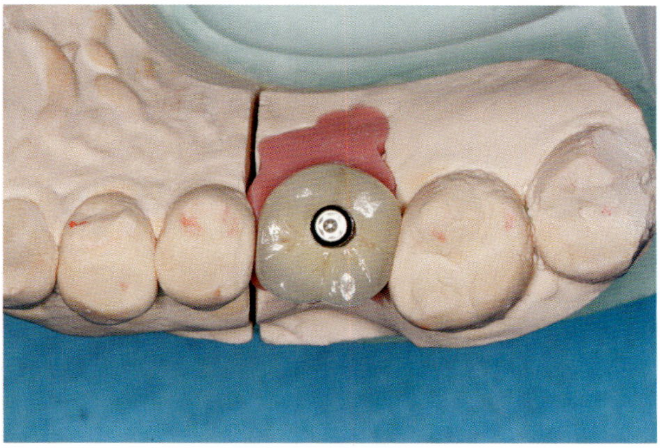

图 7-68　检查制作完成的修复体

2. 用专用螺丝刀卸下愈合帽，并用专用螺丝刀将基台连接于种植体之上以指力拧紧螺丝（图 7-69，7-70）。

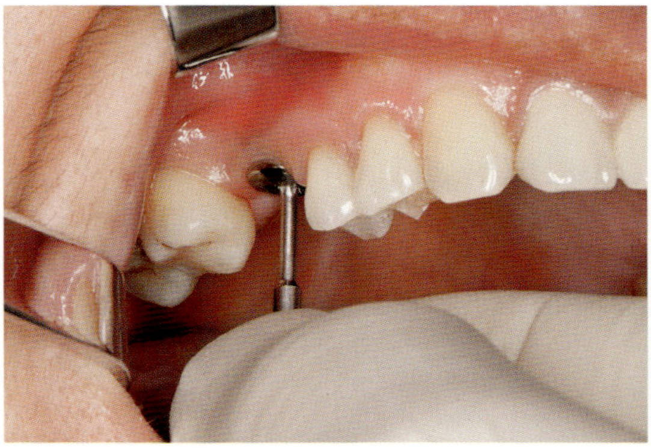

图 7-69　卸下愈合螺丝

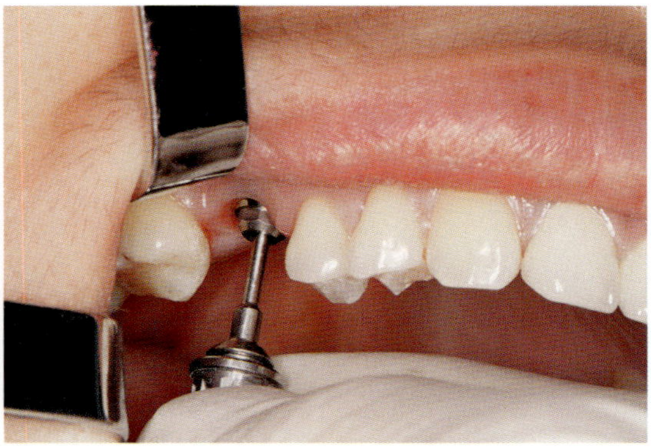

图 7-70　安放基台于种植体上

3. 试戴修复体，达到完全就位后用专用螺丝刀以指力拧紧固位螺丝。用牙线检查近远中接触点，使牙线能通过接触区但有明显阻力。检查咬合关系，使正中𬌗时与对𬌗牙形成 0.03mm 的间隙，无早接触及𬌗干扰（图 7-71）。

4. 临床证实修复体完全就位并调整好咬合后，用专用螺丝刀卸下固位螺丝及牙冠，用专用扭矩扳手以 35N 的力上紧基台。在使用 35N 的力时需特别注意，叮嘱患者有不适立刻告知医生以便马上停止操作，以免破坏骨结合（图 7-72）。

5. 戴入固定修复体，用专用螺丝刀及扭矩扳手以 15N 力上紧固定修复体，再次检查咬合关系（图 7-73）。

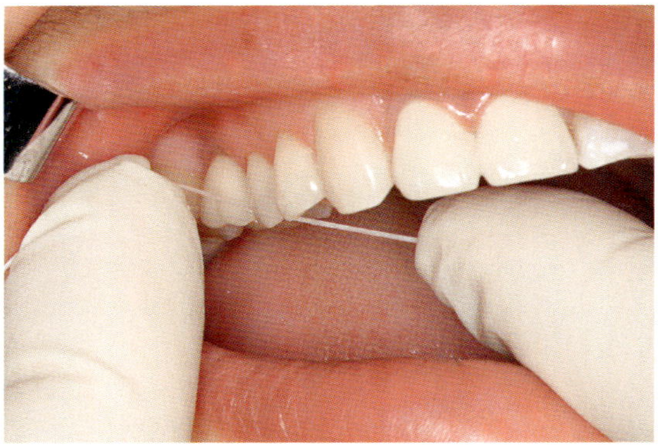

图 7-71　试戴并调整修复体使其就位

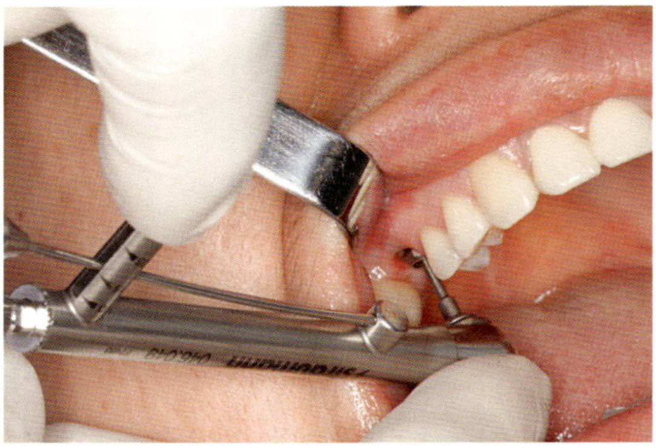

图 7-72　以 35N 力上紧基台

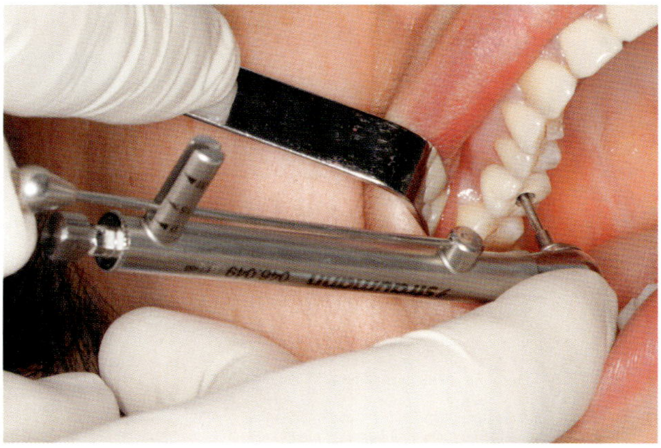

图 7-73　以 15N 力上紧固定修复体

6. 使用牙胶或暂封材料封闭螺丝入口下端，使用光固化树脂封闭螺丝入口上端并调𬌗抛光（图 7-74，7-75），最后告知患者注意事项。

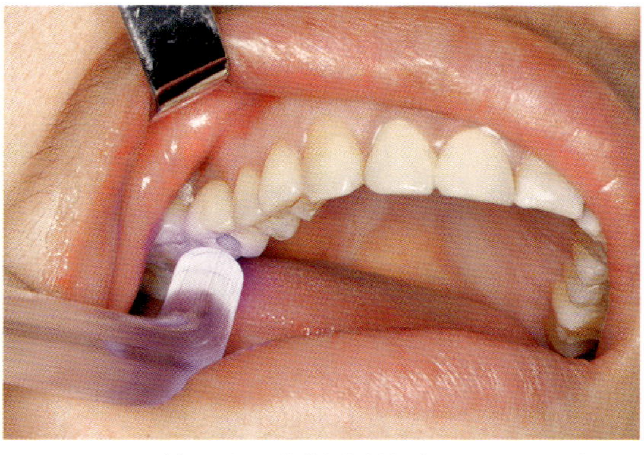

图 7-74　使用光固化树脂封闭螺丝入口上端

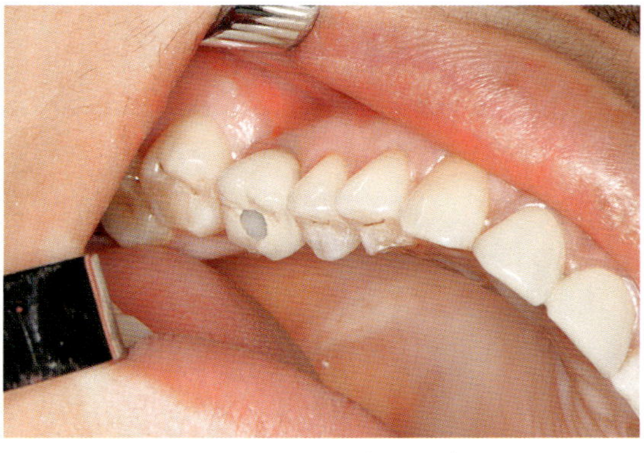

图 7-75　再次检查咬合

第八章

初学者常见失误及原因

一、种植体方向偏差

种植体方向偏差是初学者的通病，有可能造成伤及邻牙或邻近组织、侧壁穿孔、种植体修复困难、美学效果差等后果，因此要尽量避免。如果术中使用外科手术导板，可以避免此类错误。种植体方向偏差的主要原因有：

1. 手术时手机把握不当，或支点不足。
2. 局部骨质不均匀，尤其是拔牙创钙化未全者（图 8-1，8-2）。
3. 张口度不够大，钻头放入时无法放正（图 8-3）。
4. 邻牙倾斜，术中判断失误。

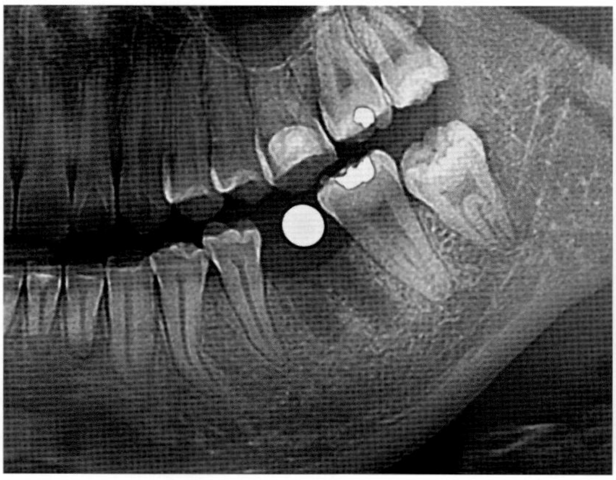

图 8-1 术前全景片

46 牙位缺失见拔牙创口已愈，但骨质密度不均匀

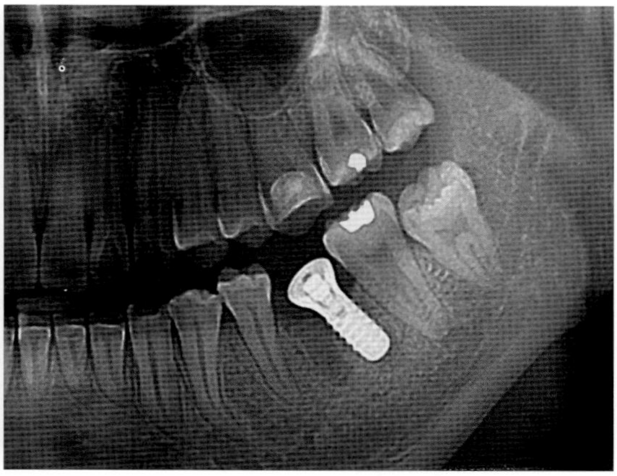

图 8-2 术后全景片

见种植体偏向远中

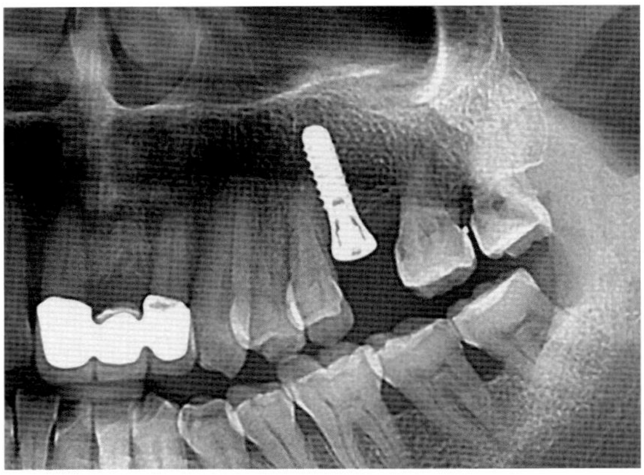

图 8-3 种植体方向偏近中

由于患者张口度不足，钻针无法放正，植入位点偏近中，方向偏颊侧

二、种植体植入位置不当

种植体植入位置不当，常致种植体后期修复困难、美学效果差等后果，术中精确测量可以避免。常见的植入位置不当有：

1. 与邻牙靠的太近或太远（图 8-4）。太远影响修复的美学效果，太近很难恢复龈乳头甚至可能伤及邻牙。

2. 植入位置在修复后二牙之间（图 8-5），36 植入位点太偏远中。

3. 相邻种植体太近（图 8-6），影响修复和美学效果。

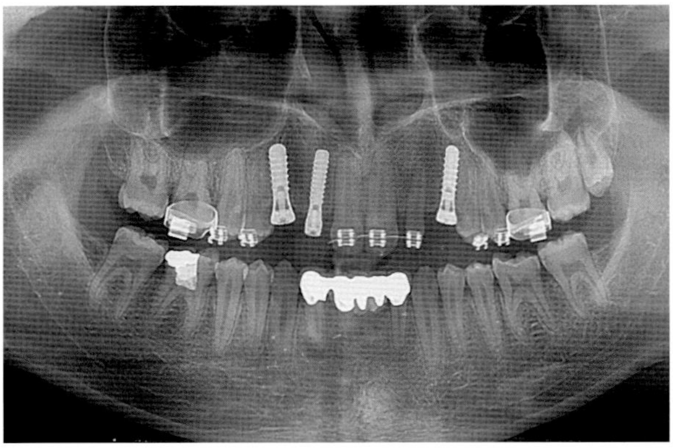

图 8-4 植入位点不当（一）

13 与 23 牙位植入位点过于偏远中

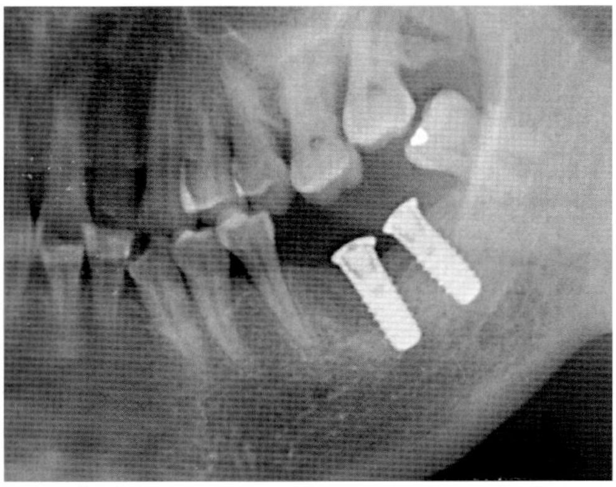

图 8-5 植入位点不当（二）

36 种植牙植入位置偏远中，位置缺牙 36 与 37 之间将导致修复有难度

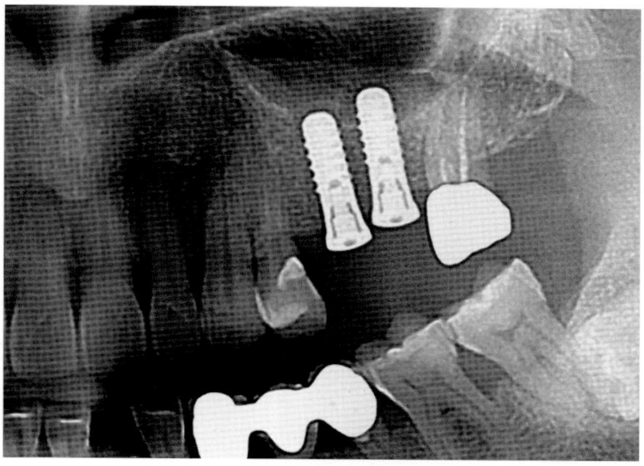

图 8-6 种植体之间距离太小

25 和 26 之间没有 3mm，会引起修复困难和种植体周围骨吸收

三、种植体相互不平行

种植体之间的平行是联冠修复的要求，但初学者往往把握不好，造成修复困难或美学效果差（图 8-7）。备洞时在前一植孔中插入方向杆作对照，术中使用外科导板时往往可以避免。种植体互不平行，修复时可用角度基台调整，如果不是桥体设计，也可用单冠修复方法来弥补。

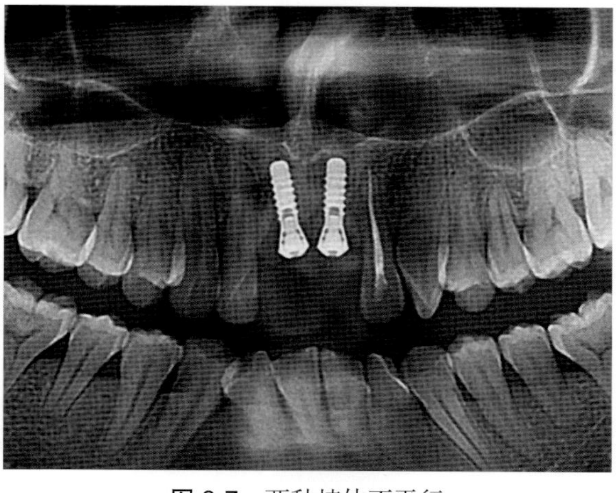

图 8-7 两种植体不平行

两种植体植入时未用导板，只以邻牙作参照，导致互相不平行

四、种植体型号选择不当

种植系统的不同型号，都有自己的适应证，选择不当，影响预后。常见失误有：超范围使用短种植体（图 8-8），长度少于 8mm ，一般只做联冠修复；磨牙用了小直径的种植

体（图 8-9）。如果因为牙槽嵴厚度不够，无法种大直径种植体，可植骨或增加种植体数量（图 8-10）。种植体型号选择不当还有一种情况是间隙不大，但种植体直径太大，有可能会影响邻牙，会影响美学效果。

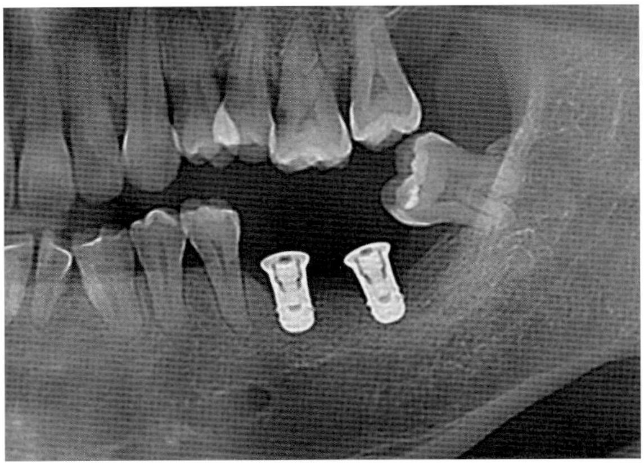

图 8-8　种植体选择不当（一）
由于术中误判，35 和 36 种植体只选用 6mm，术后 X 片显示可用 8mm 种植体

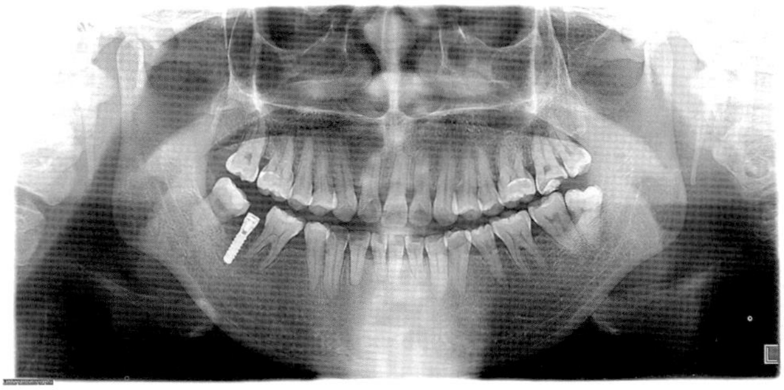

图 8-9　种植体选择不当（二）
47 缺牙间隙较小，约 6~7mm。手术医生选用直径为 3.3mm 的种植体，属选择不当，应拔 48 解决间隙不足

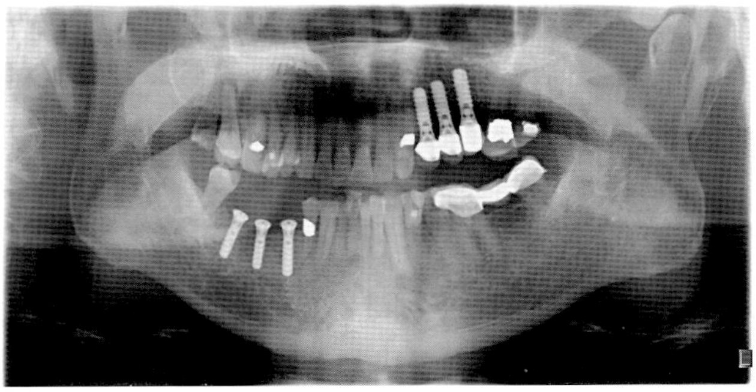

图 8-10　种植体选择不当（三）
45、46、47 缺失，骨嵴较薄，手术医师选用了小直径种植体，应选择骨增量技术加常规种植体

五、种植窝侧壁穿孔

侧壁穿孔是指种植窝备洞时，唇（颊）舌侧骨壁穿孔（图 8-11）。发生了侧壁穿孔，不要敷衍了事，应该使用 GBR 技术弥补（图 8-12），否则会影响种植体的长期稳定性。

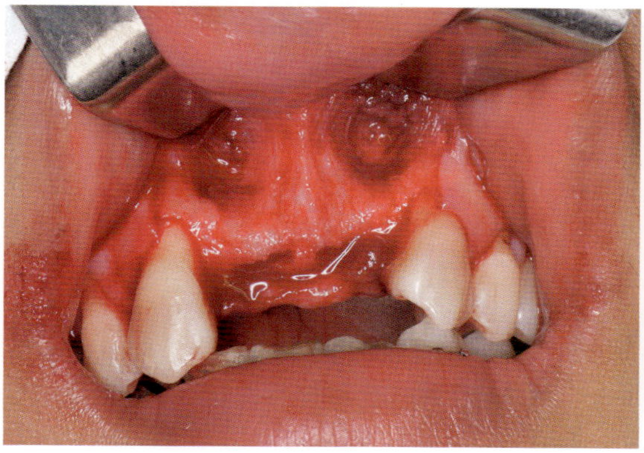

图 8-11a 唇侧骨壁凹陷

12，11，21，22 缺失，翻瓣后见唇侧骨板明显凹陷

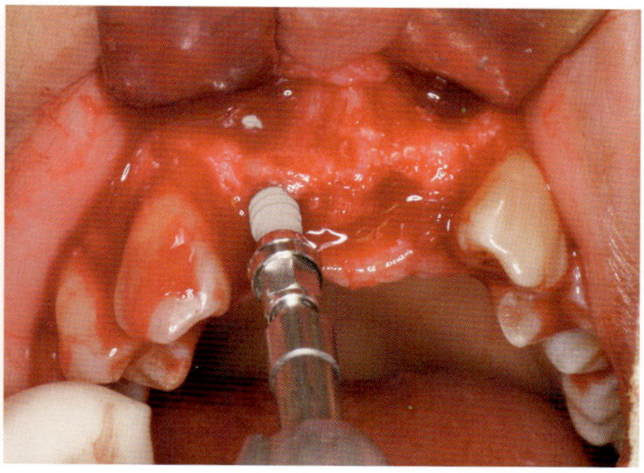

图 8-11b 唇侧骨壁凹陷，备洞时侧壁穿孔

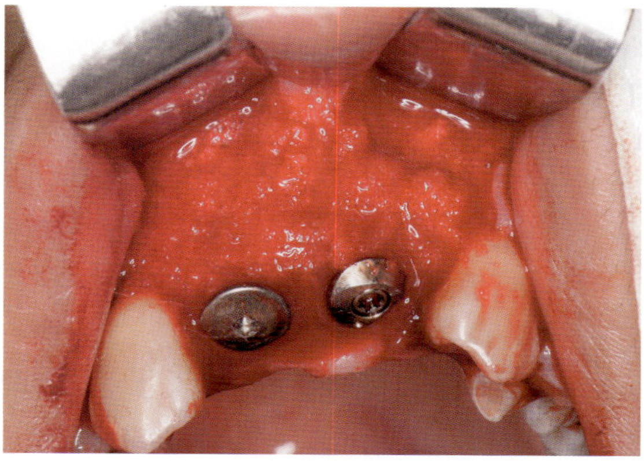

图 8-12 使用 GBR 技术弥补图 8-11 的骨缺损

发生侧壁穿孔的主要原因有：

1. 钻孔方向发生偏差。

2. 局部颌骨唇（颊）舌侧骨壁有凹陷，尤其是上颌侧切牙的唇侧和下颌后牙的舌侧（下颌下腺窝）。

3. 局部牙槽骨厚度不够。

六、种植窝骨灼伤

备洞时骨温度大于 47℃并持续一分钟，就可能发生种植窝骨灼伤。原因有：钻速太快、钻针太钝、冷却不够、钻孔时持续用力、没有提插等。严重时植入后短期内发生急性种植体周感染，症状是局部有跳痛，叩痛明显，X 片显示根尖区有局限性低密度透射影，并随时间延长而增大（图 8-13 为术后一周，图 8-14 为术后 2 周）。一般要拔除种植体，有时通过使用抗生素和根尖区骨壁钻孔引流可避免拔除种植体。

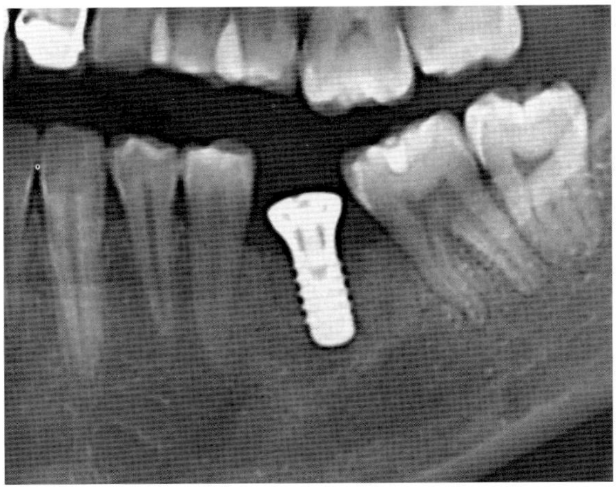

图 8-13 种植窝骨灼伤（一）
36 种植后一周，根尖骨质似有异常

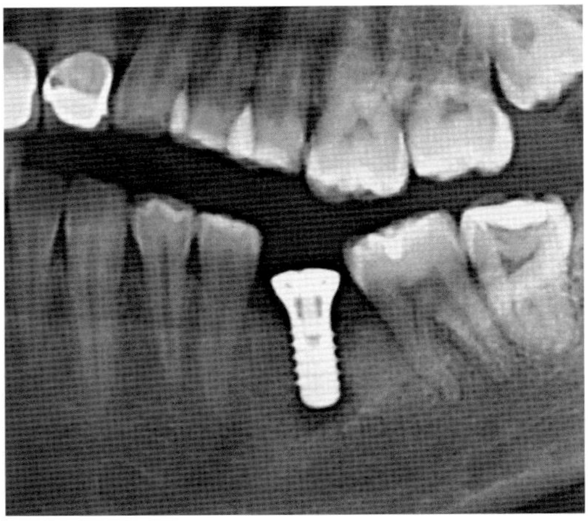

图 8-14 种植窝骨灼伤（二）
种植术后 2 周，种植体根尖出现明显阴影

七、种植体初始稳定性太差

种植体初始稳定性差，也就是备的洞太大了，主要原因有：手机把握不紧，或手机太差、抖动太大；钻头钻孔后仍空转不止或反复备洞；骨质太松；使用钻头与种植体不匹配等。

种植体初始稳定性对种植体的骨整合非常重要。由于目前种植表面处理技术提高，种植体稳定稍差，一般不影响愈合，但如果稳定性能太差，要采取补救办法，如：换大一号的种植体、改用埋入式植入、人工骨粉充填等。

八、神 经 损 伤

种植损伤的神经主要是下牙槽神经和颏神经，可导致下唇麻木（图 8-15）。术前准确测量牙槽嵴顶到下牙槽神经管或颏孔可用骨高度，留出至少 1mm 安全距离是避免损伤的重要措施。值得注意的是全景片上测得的数据并不精确，CT 的数据比较准确。另外，备洞快到神经管时会有抵触感，忌用力，否则易过深而伤到神经。

九、上颌窦底损伤

上颌窦底损伤的原因与下颌神经损伤的原因相似，在手术中可有明显脱空感。如无上颌窦炎，可以继续植入种植体（图 8-16），小的穿孔可自行愈合。如有上颌窦炎，应放弃植入。

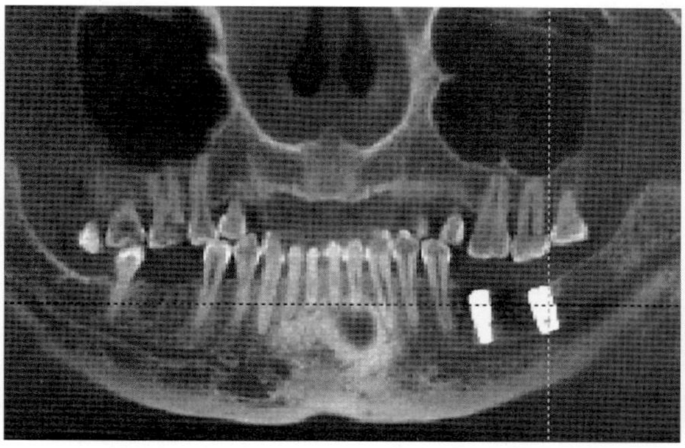

图 8-15 种植体根尖进入下颌神经管

36，37 缺失，37 种植体根尖进入下颌神经管孔，病人术后出现下唇麻木

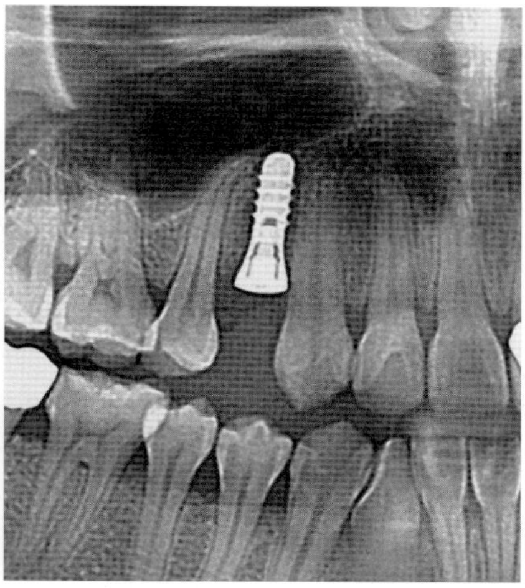

图 8-16 上颌窦底损伤

14 缺失备洞时有明显脱空感，植入种植体后 X 片示窦底骨质已穿。术前检查无上颌窦炎，术后愈合未好

十、修复体就位不佳

修复体就位不佳是指修复体没有按设计要求紧密与基台吻合。其原因可能与修复体的制作精度不良有关，也可能是因为粘结剂太稠、修复体与基台间有异物。其后果很可能会引起种植体周围炎（图 8-17，8-18）。

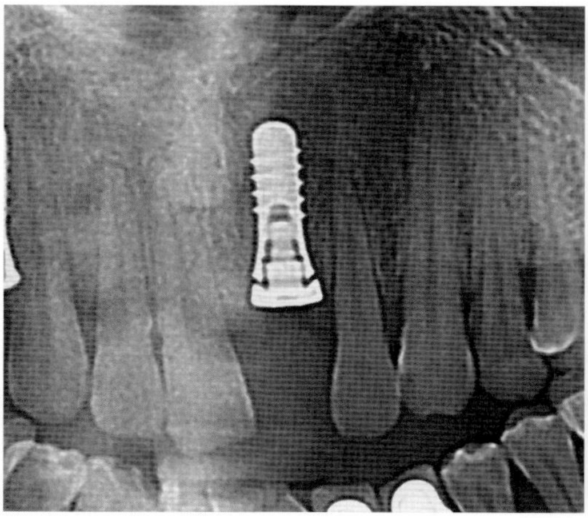

图 8-17 21 种植修复前 X 片

种植体骨整合良好

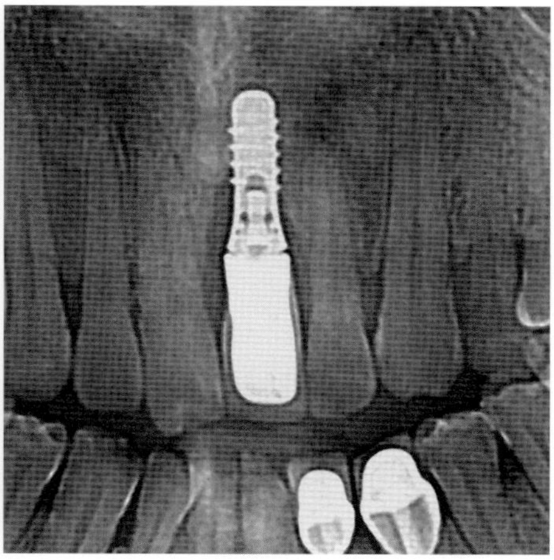

图 8-18 21 修复后 6 个月 X 片

修复体未完全就位，6 个月后复查，见种植体周围有明显的骨吸收

十一、修复体形态不良

修复体形态不良包括邻牙接触点不紧、修复体与种植体接触面的边缘有悬突（图 8-19），修复体与种植体接触面边缘的悬突会因难以清洁而引起种植体周围炎。邻牙接触点不紧，易致食物嵌塞，而导致种植体周围炎。

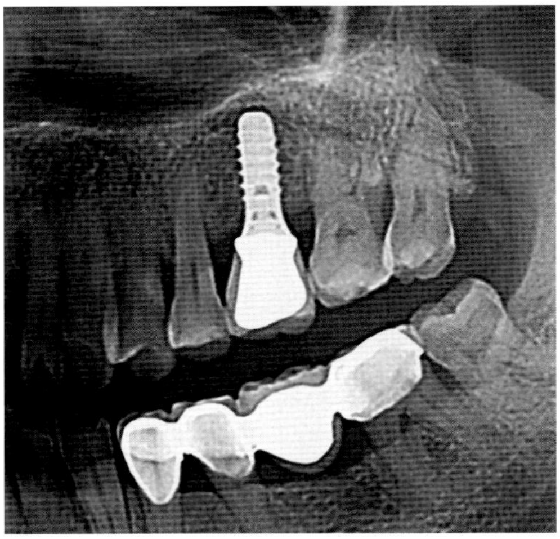

图 8-19 修复体形态不良

26 修复后，见修复体与种植体肩台接触向边缘有悬突

十二、修复体修复空间不足

修复体需要一定的高度才有良好的固位，一般最小要有 5mm 的高度。临床上经常见到由于拔牙时间过长没有修复，致对颌牙伸长，而造成修复空间不足。如果空间高度不足，术前应行对颌牙压低，或磨短，也可做根尖下截骨术，以创造出足够的空间以供修复。如果术前没有重视，会造成术后修复困难（图 8-20a，b）。

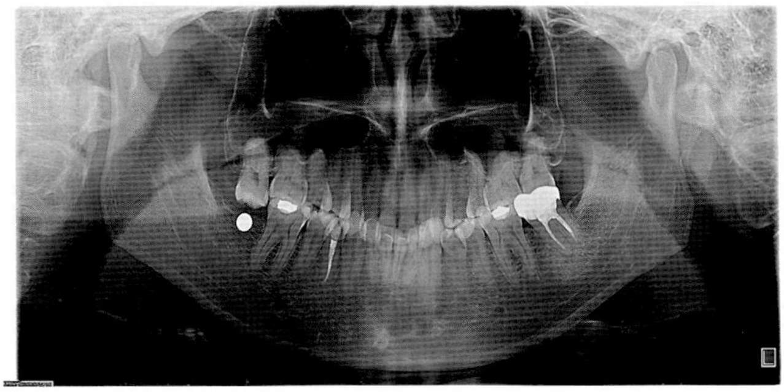

图 8-20a 缺牙间隙高度不够

47 缺失，但对颌牙伸长后，缺牙间隙只有 2~3mm

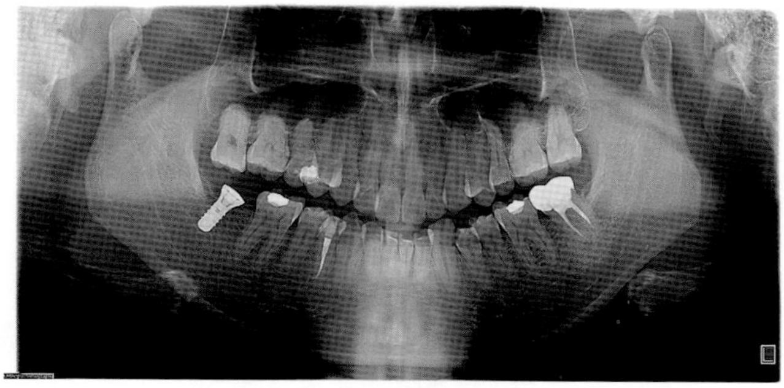

图 8-20b 修复空间不足

手术医师术前未重视，按常规植入种植体后，修复困难

第九章

口腔种植牙的护理

种植义齿的护理包括种植术后种植体的护理和上部修复后种植义齿的护理。种植义齿的护理不仅仅是种植临床医生的责任，而是包括患者在内的整个种植治疗团队的责任，最关键的是医患间能保持长期而有效的沟通，患者能充分认识到口腔维护的重要性，对种植义齿进行自我维护和专业维护，以保证种植体的长期成功。

一、口腔种植术后注意事项

1. 术后当天不要刷牙或用力漱口，避免过烫过硬食物，术后第二天开始餐后使用漱口水，直至拆线。尽量避免用舌舔种植体或愈合帽。

2. 术后口服抗生素 3~5 天，手术范围较大时应静脉用药，并酌情应用地塞米松制剂，减轻术后反应。止痛药在必要时服用。

3. 术后 24 小时内局部冷敷，减少渗出液和缓解疼痛；24 小时后改为热敷，加速淤血消散。

4. 术后 3 天注意休息，避免过度运动、疲劳。

5. 涉及上颌窦的手术，手术后 1~2 天内，鼻涕含血丝是常见现象。术后加用滴鼻剂，避免用力擤鼻涕。

6. 下颌种植术后 5~6 小时仍有下唇麻木、局部出血明显时，应及时复诊。

7. 术后 5~6 天术区又出现疼痛，可能出现感染，及时复诊对症处理。

8. 术后 7~10 天拆线。拆线后，在上部修复之前，应每月定期复查，若有口腔卫生不良或愈合帽松动及时处理。

二、种植义齿的自我维护

种植修复完成后，患者应该对种植义齿进行有效而持久的自我维护，同时种植医生也必须与患者良好沟通，以进行监督和正确的指导。种植义齿的自我维护有以下几方面：

（一）刷牙

正确而有效地刷牙是控制菌斑的首选方法，建议采用改良 bass 刷牙法，使用小头软毛牙刷和微磨料牙膏。最好每次餐后刷牙，每次至少 3 分钟。

（二）使用牙线

清除牙齿邻面菌斑的方法，适用于牙间乳头无明显退缩的牙间隙。一般在临睡前、刷牙后使用。

（三）使用牙缝刷

清除邻面菌斑和有根分叉病变区域的方法。适用于牙间乳头明显退缩的牙间隙，根据邻间隙的大小选择合适的牙缝刷。一般在临睡前、刷牙后使用。

三、种植义齿的专业维护

种植义齿的专业维护是由种植专科医生对种植义齿进行专科检查和对症处理。

（一）复诊时间

常规在种植修复后 1 周、1 个月、3 个月、6 个月和 1 年时复诊，以后每半年或 1 年复诊一次。复诊时间应根据患者的依从性和口腔菌斑控制情况相应调整，依从性差或口腔菌斑控制不良的应增加复诊次数。

（二）复诊内容

种植修复后 1 周复诊时，详细记录患者的基线资料，在随后的复查中记录基线资料的动态变化情况并告知患者，以增强患者口腔维护的积极性和主动性。复诊时包括问诊和检查两方面：

问诊包括患者对种植义齿的美观和功能的满意度；口腔卫生自我维护的程序和频率；种植义齿的使用情况，包括咀嚼效率，是否偏侧咀嚼，有无食物嵌塞；患者是否控制了影响种植义齿的危害因素，包括吸烟、酗酒、高血压、糖尿病等。

患者反映的情况是医生进行针对性检查的重要依据，医生应仔细记录并在随后的检查中做出解释和必要的纠正。

口腔检查要点：①口腔卫生情况，有无软垢、牙石堆积。②种植体周围牙龈的状态，有无充血、水肿、探诊出血或自发性出血。记录牙龈乳头的高度和种植体颊舌侧龈缘中央离冠边缘的距离。③记录种植义齿动度，包括固位螺丝松动、外冠松动、基台松动和种植体松动，可拆卸的种植义齿必要时应逐个检查。④咬合检查，包括种植义齿形态，邻接关系、外展隙形态是否良好；是否偏侧咀嚼，有无食物嵌塞，并判断是水平型还是垂直型食物嵌塞。⑤ X 线检查。定位的种植义齿 X 线根尖片能反映种植体周围牙槽骨的情况，并且，通过不同时期 X 线根尖片的对比，可及时发现牙槽骨变化的速率和范围。口腔内种植义齿较多时，可同时拍摄口腔全景片。建议上部修复前、修复后 1 周、3 个月、6 个月进行

X 线检查，以后根据情况每半年或一年检查一次。

以上内容经检查记录后，针对结果做出相应处理，包括彻底清洁种植义齿和余留天然牙，对患者进行细致的卫生宣教和示范，确定患者下一次复诊时间。

（三）检查维护器械

对种植体周牙龈情况进行探诊应使用塑料探针或尖端为球状的纯钛探针，做好支点，力量要尽量轻，以免损伤沟内上皮。上部结构可卸时，应卸下再探诊。

种植体颈部有牙结石附着时，推荐使用塑料、树脂或碳纤维的手用洁治器，轻力去除牙结石，用橡皮杯，抛光膏抛光表面。不能使用超声波洁治或长时间喷砂，不能使用金属洁治或刮治器，以免磨损种植体表面。

参考文献

1. 林野 . 当代口腔种植学的进展及其临床意义 . 口腔颌面外科杂志，2006，16（4）：285-290
2. 张国金，黄建生，周磊 . 口腔种植器械的清洗、消毒、灭菌和维护 . 中国口腔种植学杂志，2006，11（2）：91-92
3. 国际口腔种植学会 . 国际口腔种植学会（ITI）第四届共识研讨会共识性论述 . 口腔颌面外科杂志，2009，19（2）：132-133
4. 国际口腔种植学会 . 国际口腔种植学会（ITI）第四届共识研讨会共识性论述 2008（续前）. 口腔颌面外科杂志，2009，19（3）：201-205
5. 雷逸灵，廖玲玲，袁泉 . 口腔种植手术器械的消毒和维护 . 中国实用护理杂志，2007，23（9）：52
6. 宿玉成 . 现代口腔种植学. 北京：人民卫生出版社，2004
7. 黄建生 . 口腔种植学临床图谱 . 广州：广东科学技术出版社，2007
8. 周磊 . 口腔种植学临床实践 . 北京：世界图书出版公司，2003
9. Quesada-Garcia M-P，Prados-Sanchez E，Olmedo-Gaya，M V，et al. Measurement of dental implant stability by resonance frequency analysis：A review of the literature. Med Oral Patol Oral Cir Bucal，2009，14（10）538-546
10. Bhatavadekar Neel. Clinical decisions and the quality of evidence available for dental implants. J Periodontol，2009，80（10）：1559-1561
11. Porter，Judith A，von Fraunhofer，J Anthony. Success or failure of dental implants? A literature review with treatment considerations. Gen Dent，2005，53（6）：423-432
12. Bornstein，Michael M，Schmid，Bruno，Belser，Urs C，et al. Early loading of non-submerged titanium implants with a sandblasted and acid-etched surface. 5-year results of a prospective study in partially edentulous patients. Clin Oral Implants Res，2005，16（6）：631-638
13. Del Castillo，Rafael，Delgado，Juan Carlos. A technique for the manipulation of prosthetic screws intraorally. J Prosthet Dent，2005，94（6）：570

附录1

种植义齿的应用解剖

种植牙手术与颌骨解剖关系密切，对颌骨相关应用解剖进行更好的了解有助于我们种植时“心中有数”，尽可能减少并发症发生。

下颌骨应用解剖

一、下牙槽神经管和下牙槽神经

下牙槽神经管是下颌骨骨松质间的骨密质管道，平均长度为 60mm，管径约 3mm，管内有神经、动脉、静脉、淋巴管等，管壁为皮质骨所包绕，因此种植备孔时遇到下颌管会有阻力。但麻花钻可能在没有预兆的情况下钻入管内。

下牙槽神经源自下颌神经，直径约 2.2mm。在下颌神经管神经一般在血管的下方，少数在血管的上方。

有 1% 的下颌管前段上下分叉并形成双颏孔，单在全景片或根尖片上可能分辨不清。

近三分之一患者第二前磨牙和第一磨牙区的下牙槽神经管显示不清楚。

因此下颌管变异很大，文献报道的数据只能提供参考。

二、颏孔与颏神经

颏孔是圆锥形的漏斗，颏孔的平均直径为 2.5mm。颏孔的主要位置：50% 位于第一与第二前磨牙根尖下方的中间，40% 位于第二前磨牙正下方，10% 位于第一磨牙与第二前磨牙根尖下方的中间，因此，尤其是在前磨牙区进行即刻种植时，必须非常小心。

下牙槽神经在颏孔前下方形成一个袢然后从颏孔穿出，但 X 片确认袢的存在有很多假阳性和假阴性。种植体在颏孔前方 6mm 植入可以避免损伤神经袢。

三、下颌切牙管

下颌切牙管是下颌管的延续，内有切牙神经，支配第一前磨牙、尖牙、侧切牙和中切牙。切牙管位于下颌骨的中三分之一。研究发现仅有 15% 病人的切牙管可以在全景片上显示，而 93% 病人的切牙管可以在 CT 上显示。

如果在种植手术时切牙神经受压或损伤，病人会感觉不适或疼痛。

四、舌侧颏孔

舌侧颏孔是下颌骨前部舌侧骨壁的小孔，绝大部分人都处在舌侧颏孔，一般在中线附近。舌侧颏孔内有与舌下动脉吻合的小血管。手术损伤舌侧颏孔内小动脉，会引起出血。

五、下 颌 孔

下颌孔位于下颌升支内侧中分，漏斗形，口朝向后上方。下颌孔的位置对下牙槽神经阻滞麻醉的成功率有很大关系。下颌孔低于、平齐、高于𬌗平面的比率分别是 75%、22.5%、2.5%，也就是说，临床上有 2.5% 左右的阻滞麻醉可能不成功。

六、下颌下腺窝及舌下腺窝

下颌下腺窝是下颌骨体部内侧面位于下颌舌骨肌线下的凹陷，舌下腺窝位于下颌骨内侧双侧颏棘的远中，高于下颌舌骨肌线。这两窝一般比较浅，如果存在有较大倒凹，下颌骨的舌侧骨板会被在备洞时被钻穿。

上颌骨应用解剖

一、上 颌 窦

上颌窦是最大的鼻旁窦，类似一个横置的锥体。上颌窦的高度约 36~45mm、宽 25~35mm、长 38~45mm。上颌窦窦口距窦底的平均距离为 28.5mm ± 5.7mm，最长为 41.4mm，最短为 14.0mm，并且男女和左右不存在显著性差异。在做上颌窦提升术时，放入窦内的植入材料不能超过 15mm 高度，以免阻塞出口引起上颌窦炎症。

31.7% 的前磨牙区的上颌窦被发现有间隔，它们通常不隔开窦腔。然而越往内侧上颌窦腔越大。

上颌窦内衬黏骨膜（Schneiderian 膜）通常宽 0.3 到 0.8mm。当有慢性炎症发生时黏骨膜会发生增生，因此如果发现膜很厚，在种植手术前或上颌窦提升术前最好咨询五官科医生患者的耳鼻咽喉有无炎症。

我们曾对 57 例成人上颌窦 CT 重建影像进行研究，从所获得的有关上颌窦解剖特征的数据来看：

1. 上颌窦底壁的形态以平坦型多见，其次是三角型，最后是分嵴型；

2. 上颌窦底壁的最低点位于上颌第二前磨牙和第一磨牙间多见，其次分别为第一磨牙和第二磨牙间、第一前磨牙和第二前磨牙间、第二磨牙和第三磨牙间；

3. 上颌窦底以偏颊侧为主，距颊侧平均距离为 4.1mm ± 1.1mm，距腭侧平均距离为 7.1mm ± 2.1mm；

4. 上颌窦窦口距窦底的平均距离为 28.5mm ± 5.7mm，男性和女性以及左侧和右侧的距离不存在统计学差异；

5. 上颌窦的平均容积为 $13.83mm^3 \pm 5.70mm^3$，变异系数（CV）= 41.21%，男女、左右、缺牙组和无缺牙组差别不存在统计学意义。

二、鼻腭管和切牙孔

鼻腭管，又称切牙管，平均长度是 8.1mm，内有鼻腭神经和血管。鼻腭管开口于切牙孔。大的切牙管可能会影响在上颌中切牙区域种植，必要时可将切牙管内容物移位后再植入种植体的方法。鼻腭神经和血管损伤并不一定有太大危害，只是偶有前腭部的麻木感。

三、眶　下　孔

眶下神经和血管丛都从眶下孔穿出。眶下神经在眶下缘 5mm，是一个很有意义的标志，种植口内翻瓣时，应该在距离它数毫米的地方停止。当上颌骨严重吸收时，翻瓣必须小心避免损伤眶下神经。

四、腭　大　孔

腭大动脉和腭大神经从腭大孔里出来并分布到腭部。86% 的腭大孔正对第三磨牙，13% 的腭大孔在第二和第三磨牙之间，1% 的情况正对第二磨牙，从腭大孔中央到硬腭正中矢状平面平均距离是 16mm。

五、鼻　前　棘

位于鼻下方中点前方孔的下缘，是上颌骨向前方延长部分形成的骨性尖锐突起。当在前颌区准备大面积翻瓣时作为标记点。当在此点之上翻瓣时，必须非常小心以免发生诸如损伤菲薄的组织、穿入鼻孔内等错误。

六、上颌骨牙龈及腭部黏膜厚度

上颌牙龈厚度为 0.53 到 2.62mm（平均 1.56mm），腭部黏膜厚度为 2.0 到 3.7mm，平均 2.8mm。口腔种植取结缔组织移植时的最好部位为上颌尖牙至前磨牙区域。薄的移植组织可以在距离牙龈边缘几毫米的地方取，而厚的移植组织可以在离牙龈稍远的黏膜下层取。

附录2

口腔种植专科病历

病历号

一般情况

姓　　名：　　　　　　　　出生日期：
性　　别：　　　　　　　　职　　业：
X 线 号：　　　　　　　　CT　　号：
国　　籍：　　　　　　　　民　　族：
出 生 地：
初诊日期：
通信地址：
邮　　编：
家庭电话：
手　　机：
邮箱地址：

主诉及既往病史

主诉（缺牙原因及时间）：

高血压　　无　有 ______年
　　是否服药　是　否
　　是否控制　是　否
　　药名________________

心脏病　　无　有 ______年
　　是否常备药物在身边　是　否

糖尿病　　无　有 ______年
　　怎么控制　饮食　口服药　针剂
　　是否控制　是　否

乙肝　　　　　　　　无　　有　______年
HIV　　　　　　　　 无　　有　______年
药物过敏　　　　　　无　　有　过敏物______
癫痫　　　　　　　　无　　有　______年
其他：
怀孕　　　　　　　　几个月__________
正在服用的药物　　　请写明__________
习惯
吸烟　　　　　　　　无　　有　______年
　　　　　　　　　　抽烟支数 / 日__________
饮酒　　　　　　　　无　　有　______年
　　　　　　　　　　少量　中量　大量
磨牙　　　　　　　　无　　有　______年
　　　　　　　　　　频繁　　　偶尔
咀嚼习惯　　　　　　单侧（右　左）　　　双侧
其他

临床检查

一般
血压____ / ____mmHg
脉搏__________次数 / 分钟
笑线位置　　低位　　正常　　暴露牙龈
上下颌骨关系分类　　第Ⅰ类　第Ⅱ类　第Ⅲ类
最大张口度　　切牙区____mm，磨牙区____mm
口腔卫生状况　　差　　一般　　好
缺失牙位　　　　87654321 12345678
　　　　　　　　87654321 12345678
种植区域状况
对颌空间____________mm
牙槽骨吸收情况____________
牙槽嵴形态____________
软组织病态　　无　　有________________________
种植区邻牙和对颌牙状况

X 线检查

摄片类型　　根尖片　　咬合片　　全景片　　CT 片
摄片所见
骨密度　　致密　　正常　　疏松

骨嵴形态　　平坦　　丰满　　尖锐
骨高度　　距上颌窦底高度________
　　　　　距下牙槽神经距离________
种植区邻牙状况

____

种植前准备工作
洗牙
拔牙
补牙
患者知情同意书
患者签名__________　　主治医生签名__________
日期 __________　　日期__________

治疗记录

种植手术记录
手术日期__________
开始时间__________　　完成时间__________
种植牙位__________
麻醉方法__________
麻醉效果__________
种植体品牌及型号______________________
种植体大小__________
直径______________　　长度 ____________
是否为即刻种植　　是　　否
是否行牙槽扩大术　　是　　否
植入方法　　翻瓣　　环切
术中所见
植骨手术记录
位置______________
骨缺陷形态__________
骨粉型号______________
膜型号_________________
上颌窦内提升
上颌窦外提升

术后情况

伤口水肿　　是　　否
伤口感染　　是　　否
伤口裂开　　是　　否

术后疼痛　　是　　否

二期手术

日期____________

经过：

修复记录

日期 ________　位置 ________

基台 ________　修复体种类________

种植体骨整合成功　　是　　否

安装基台方式：切口　　去愈合帽

基台种类　　愈合基台　　覆盖托牙

基台型号________

基台高度________

修复体种类　冠 / 桥固定方式　螺丝固位　粘固固位

修复体加工单位

修复体就位　良好　一般　差

修复体美学效果　良好　一般　差

邻牙接触点　良好　一般　差

咬合情况　良好　一般　差

医师签名____________

修复后复诊

日期______________

种植体周围状况　　清洁　　不洁　　发炎

探诊　　血液渗出　　脓液渗出

骨吸收　　无　　轻度　　重度

修复体状况　　正常咬合　　咬合高点　　松动

种植体状况　　稳固　　松脱

X 线检查

无骨吸收　　骨吸收____________

医师签名____________